中医脉诊临证心悟

何　益◎著

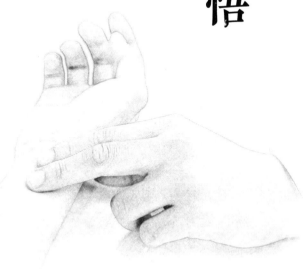

中国健康传媒集团
中国医药科技出版社

内 容 提 要

本书作者总结了几十年来在脉诊方面的研究，传承往圣之绝学，涵盖脉学道理、脉诊习练、脉诊功夫、脉之阴阳、脉之虚实、脉之浮沉……模糊脉诊、临床脉诊等，每章论述既传承往圣之绝学，又有其独特的理论及方法，可以恢复与发展中医传统脉诊，以"观其脉证"。本书对于脉诊的讲解简单明了，重点突出，有助于中医临床的病因诊断、病位探求、用药选择、预后判断及疗效提高。本书可供广大中医临床工作者、中医院校师生及中医爱好者阅读参考。

图书在版编目（CIP）数据

中医脉诊临证心悟 / 何益著 . —北京：中国医药科技出版社，2022.3
ISBN 978-7-5214-2785-1

Ⅰ.①中… Ⅱ.①何… Ⅲ.①脉诊 Ⅳ.① R241.2

中国版本图书馆 CIP 数据核字（2021）第 255956 号

美术编辑　陈君杞
版式设计　也　在

出版　**中国健康传媒集团** | 中国医药科技出版社
地址　北京市海淀区文慧园北路甲 22 号
邮编　100082
电话　发行：010-62227427　邮购：010-62236938
网址　www.cmstp.com
规格　710×1000mm ¹/₁₆
印张　10
字数　167 千字
版次　2022 年 3 月第 1 版
印次　2023 年 12 月第 2 次印刷
印刷　三河市万龙印装有限公司
经销　全国各地新华书店
书号　ISBN 978-7-5214-2785-1
定价　**45.00 元**

获取新书信息、投稿、为图书纠错，请扫码联系我们。

序

　　能为何益老师的新作作序，实不敢当，但考虑到中医瑰宝之脉学岌岌可危，结合个人学医、从医感悟，我又觉得是义不容辞，义莫大焉！

　　我于1984年从乡下考入北京中医学院（现为北京中医药大学）就读，惜时如金，课余时间及寒、暑假跟诊于多位泰斗级中医大师学习。他们经常通过摸脉，便把患者的病情说个八九不离十，患者都说中医神奇，我这个初学者觉得不可思议，从此种下了一颗热爱中医的种子，后来虽多经磨砺，但对中医一往情深，矢志不渝。当时由于跟诊学生多，患者也多，所以也就仅限于抄方，偶有摸脉机会，老师也没有详细讲脉，而是重在解读方药。《中医诊断学》讲脉诊，也是以讲解为主，体验甚少，最多理解的也就是孤立的各种脉象。工作以后多在病房当住院医师，一度忙于书写病历，多为西医规范为主，中医内容多为照葫芦画瓢，又有上级医师开方，查房时只见到上级医师摸脉的样子，待到我去查房时，摸脉也只是做做样子，很难说对用药起到多少作用。作为愚笨之我，对于脉学并未登堂，更未入室，又何谈"师傅领进门，修行靠个人"？

　　"读万卷书不如行万里路，行万里路不如阅人无数，阅人无数不如仙人指路！"仙人在哪里？终于在我最需要的时候，仙人出现在我的面前。

　　如果说对脉学真正有所感悟，那是到了工作20年后遇到了何老师。真是"有缘千里来相会，无缘对面不相逢"！

　　我曾经在肿瘤科工作多年，治疗过一位老太太，由于我对患者态度极好，老人家把我认作干儿子。老人家去世后，她的女儿也待我如兄弟，她知道何益老师医术高超，有许多患者不远千里请何老师诊病，所以迫不及待地把他介绍给我，问我愿不愿意跟他学习？有这般"天外来客"，我求之不得，自然不肯放过，生怕何老师不肯收我为徒。我见到何老师时，他已经83岁了，但他目光矍铄，思维敏捷，说起话来幽默风趣，平易近人。何老师告诉我，要想治未病，必先识未病，最好的方法是脉诊。真是"一语惊醒梦中人"。来到治未病体检科是靠仪器设备检查，中医怎么识未病？何根何据？

有许多"高知精英"都是他的粉丝，来拜师学习，刚开始在一个大师姐的家里上课，七八个人，后来他的徒弟越来越多，就借了一个小会议室上课，再后来他到大学里讲课，上百人的教室，座无虚席。开始我战战兢兢地向老师求学的时候，总觉得老师会留一手，而实际上老师对我们毫无保留、细致入微、不厌其烦。有时他还把自己当成一个模特让我们来摸脉，因为一个健康的平脉，我从来没有摸着过，而老师的脉寸关尺、浮中沉力度都是一样的，而且不会受情绪及五运六气的影响，既无内伤、也无外邪，这样的脉表示正气十足、真气从之，能安度天年、度百岁不去。以至于后来学习认真的同学，我就奖励他摸一下老师的平脉，因为不识平脉，就不能更好地理解病脉，对识未病、识已病、治未病、治已病的理解也就大打折扣。

《素问·八正神明论》曰："虚邪者，八正之虚邪气也。正邪者，身形若用力，汗出腠理开，逢虚风。其中人也微，故莫知其情，莫见其形。上工救其萌芽，必先见三部九候之气，尽调不败而救之，故曰上工。下工救其已成，救其已败。救其已成者，言不知三部九候之相失，因病而败之也。知其所在者，知诊三部九候之病脉处而治之，故曰守其门户焉，莫知其情，而见邪形也。"由此可见，脉诊在预测预知疾病、治未病中的作用是何等高深莫测，又何等大道至简、简便验廉！同样，张仲景在《伤寒杂病论》"辨脉法"和"平脉法"两篇，论述伤寒及杂病的脉、证与预后，且有言"观其脉证，知犯何逆，随证治之"，而且伤寒杂病多篇冠以"病脉证并治"，可见脉法、脉诊、脉学在中医治未病、治已病中的作用何其重要。然在日常学习中却都平平而过。何老师认为：脉证合参，以脉为本，脉不欺人，也就是说如果高手摸脉，不会被患者自我感觉所迷惑。

学医、业医这般多年，并没有真正抓到点子上，像我这样的人不在少数。所以老师面临此状，忧心如焚，常常感慨：如此以往，再过不了多少年，脉诊将绝矣！这就是老师对我们后生关爱有加、殷殷嘱托、不吝赐教的原因，也就是为什么写这本书的原因。

后来，我也听讲了一些知名脉学老师的授课，各有千秋，各具精彩。但老师讲的一些东西在其他的讲者中并没有出现，尤其是阴阳脉、猝死脉这些说法，守正又创新，从而能早预防、早发现肿瘤及预防猝死。实际上也确实有例为证，有一位来听课的学生，老师给她摸脉，是阴阳脉，第二天，她到医院检查果然发现了肺癌；有位男患者70多岁，老师摸到他是猝死脉，后来他虽然没有猝死，但是得了脑梗死。

有一年4月份我去南方开学术会议，那边阴雨连绵，加上奔波劳累，回来就发低热，开始用了三仁汤，但七八天都没好，后来老师摸了我的脉后开了麻黄汤，果然药到病除。此后，我更敬佩老师了！

从听老师讲课，到现在老师出书，又恍然多年。老师走南闯北，所付艰辛，考验着一位智慧老人对中医的弥天大爱！绝学不绝，实乃后辈幸焉！遇到老师，从我个人从医来讲，对脉学有一个全新的了解和感悟，是一次新生，对治已病和治未病都更加自信。"仙人指路还需自心开悟"，我要更加谦卑学习，不断用心感悟！

写本序是真情实感，感恩感言；著本书需真才实学、雄才伟学；著本书、读本书都是传继列祖旷世绝学、济世救人之道！在中医迎来"天时、地利、人和"大发展之幸时，在健康优先融入国家发展战略之幸世，打开这位值得我们深深尊敬的世纪老人的呕心沥血绝学之作，让我们尽享其真、尽享其善、尽享其美、尽享其乐、尽享其智、尽享其慧……

北京中医药大学东方医院治未病健康管理中心主任
中华中医药学会治未病分会副主任委员
中国中医药研究促进会治未病与亚健康分会副会长
首届北京中医行业榜样人物
袁尚华
2021 年 11 月

前　言

　　这本小书，是我多年来潜心研究与实践的"系统医学"之有机组成部分。中医药脉学脉诊，是系统医学的一个最根本的子系统，坚持继承与发扬光大。

　　系统医学是一个完整的、全开放的、极度复杂的非线性系统整体，本身具有整体性、连接性、因果性、转化性、动态性，自然天成。集合、反映了人类生命所依靠的科技板块元素和系统。

　　这门科学，是一门被遗忘的、既古老、又新颖的系统套系统，系统连结系统，牵一发而动全身、1+1＞2，永远处于系统变化过程中的科学。

　　所有生物，从幼体到老成，从生到死，人类以及其他生物，包括动物、植物有生命的个体结合，系统转化是生命发展规律。具体到疾病和生命，包括处处体现系统连结、系统集合、系统转化。

　　传统中医脉学脉诊，是人类自己看不见的生物学、病理学、生理学的系统群中的一个，它自己也有母系统、子系统。有生命、疾病过程，不说清楚并予以补足，是生命科学中最重大的历史失误。人体的脉学脉诊，本身就是一个整体反映，六淫七情五行在内，这种脉学脉诊与生俱来，至死方休。这本小书，只能说是窥及门墙，仅得其一二而已。

　　本书中所述脉学脉诊，充满了唯物辩证法、带有象化形容词、有大量予以定性的脉的形象，是脉学脉诊的功能场的"场学"。

　　脉学脉诊并不是孤立系统，它不只是心脏跳动的传感、分析、推理，而是"部分之和，大于整体"。

在摸脉过程中，脉学脉诊，同步表现人体内外、经络、阴阳、五行、六气、脏腑、经脉、气血，具无限繁杂的分支。医者的手指接触患者的脉，联结信息定向了解患者的整体，这个整体本身具有系统性，是人体内外的天、地、人，即生命系统的时间、空间、精神与身体的四个生命构成各自部分与整体的真实与变异、转化的实际过程，这仅仅在于医者能不能越过这一关，知道脉学脉诊是如此整体、全面、科学的真相与真理。因为古人已经把当年所能表达，可以感觉到，可以知道，相对于未知而言，是可以知晓，可以形象化并用文字表达的对象。这同时介于人类文明与文化的整体形象化、符号化具有承载性、传承性，是古中医的名片符号，第一层次范围，全面反映人体内部的能量场与物质的虚实、寒热，第二层次形象，是患者全面脏腑的情况，其中，有生命的现象和未来的动向与态势。

所谓的由脉治病，即"观其脉证"取得患者健康信息，可以深入到患者的生命虚实、现状和未来。

从脉学脉诊这个角度看，首先是取得患者多元、多变的证候，它必然反映患者的现状、过去和未来，包括现在所说的并发症、复合症、后遗症、继发症，等等。

要想"治未病"，救人济世，就必须要懂得脉学脉诊，必须要会"观其脉证、知犯何逆、随证治之"。如果后人要将脉学脉诊抛掉，那么，对疾病的诊断治疗，恐怕都会问道于盲，无可奈何。

得脉学脉诊精粹是个漫长的过程，学好比较难，要下苦功夫，要研究，要实践。正如古人所云：时时劳其筋骨，苦其心志，沥其心血，方有可能成为集大成者。

从医书典籍中可学到不少东西，可以从中培养敏锐性、洞察力，但是归根结底还是要在临床中积累经验。

编　者

2021 年 11 月

目 录

中医脉学脉诊，有极度的复杂性、混沌性。同时具有独特的整体性、科学性。

人类生命、疾病、脉理、医道、经络、气血、脏腑，直为一体。大道至简，大道归一。天、地、人，归于一，同质、同气、同用。

中医脉学、脉诊是一个整体，也是中医学中的一个部分。学而时习之，确有艰难。其艰难处，在其自有的、自变的模糊科学性或者模糊技能性。开窍难、学懂难、坚持难、贯通难；做到得心应手、出神入化更难。

脉学、脉诊这个医药、生命科学的分支及部分的系统群，传自中华民族传统文化和医药千万年的历史积淀与提炼。中医古医籍中有相当数量的脉学道理、医案记录，但却习于"赋""比""兴"，过于"形象化"，语焉不详，敢望于千万年历代传人、奇士"运用之妙，存乎一心"。所谓之"妙"，可就随岁月之打磨，日益缥缈迷茫，不可言状矣。

千百年来，中医脉学脉诊在中医药文化历史上的传承，经常是祖传、家学，名师带徒，言传身教，其实难言。历代中医学脉、用脉，拜师难，择徒更难。更奈何历经两三千年的暴风骤雨，战乱频仍，天灾人祸，纷呈叠至，屡遭摧残乎。

1954 年，我国第一个中医学院校在南京成立。主事者，是当时的江苏省卫生厅厅长吕炳奎。自 20 世纪 50 年代起，我国政府办学，把传统中医药领域中

脉学道理

过去几千年来一对一、师带徒、家学、祖传这种私相授受、"入室"、"关门"的方式，基本上改变成了中医学校大学专科、大学本科等大课堂教育模式。从此，少有人深切地教授脉学、脉诊。

为医者，重要的基础与条件，是信息储备、知识积累、系统思维与预测能力；要有对患者健康、疾病、处方、药剂处理，种种过去与未来的了解、分析与预测，以及敏锐性、洞察力、系统分析技能与预测的能力。兼具、兼用如此种种心意、技能、学识、修为种种，难度较大，不仅要患者口述，而且要通过包括脉学、脉诊在内的"望、闻、问、切"，学、练功夫，以探知患者的证候、信息。

患者述头疼，是哪个部位？是虚痛，还是实痛？怎么治疗？怎么善后？怎么断根？

求其甚者，医者思维运作，不仅要非常快速且尽力准确，而且还要调动、聚集医者条件、患者病情、天地环境种种信息、知识、能力，岂是易事？

看病或者治疗亚健康的复杂性，超过一个司机左转弯、右转弯，或者看标志的心思与动作；这是一个开放性、复杂性非常高的巨系统工程，包括人体内部和其连接外在生活环境因素的多个系统群。

中医脉学脉诊，不应被丢弃，不能失传，不能淹没在历史风尘中。若医者无正确运用脉学、脉诊的实践，只凭患者的病、证，中医之"上工"，恐怕是做不成的。

那么，医学典籍中，所谓上工"治未病"之论、之行，恐怕只能停滞于社会流行的保健、养生概念的圈里。

中医诊治疾病，是全科，也是一个全过程。从病程上来看，"未病、欲病、已病、后病"，是一个系列。这四个系列过程之间，有混沌、模糊地带。中医脉学脉诊，是医者能够理解生命、健康、疾病这些复杂系统中相当重要的基础。

认定病程处于"未病""欲病"有相当难度。此难度，在于疾病虽客观存在于人体之内，却具有隐匿性、变异性的阶段，不能彻底、全面地用仪器、技术、经验、线性思维去判断和对应；医生知、行之初，就可能难以得到患者精准的信息，进而难以得到对应的推理。

中医脉学脉诊，是解决这个"上工""治未病"的重要方法与手段之一。

张仲景的十二字箴言："观其脉证，知犯何逆，随证治之"，囊括了 20 世纪 70 年代产生的信息论、系统论和控制论。这十二个字和西方现代化科学领域中的"系统三论"，相距 1700 多年，而中医脉学脉诊打头，取人类生命、疾病之信息，继而进入系统科学领域，"知犯何逆"，再"随证治之"，终以"控制"，从而贯穿全程，支撑起病、患、医、药的半片天下，是一种奇特的历史现象。

人之各种疾病，在其发展过程中，或进或退，或正或负，病在变，证在变，脉在变，运在变，命也在变。系统套系统，系统联系统，一动，无有不动，一变，化为千变、万变。

人的生命、健康、疾病、医疗和中医脉学脉诊，是一个整体，是大数据，是"大道归一"的"一"。

2018 年 9 月中旬，媒体报道，2017 年，全球因癌症死亡人数每年已达960 万，癌症堪称"绝命杀手"。其前期，没有症状，没有指标，无从证明其人得了癌。发现并着手治疗癌症时，常属晚期，已成为世界医学难题。

论及癌症，可以认定有两个无实体癌肿的前期：第一前期和第二前期。此时间段经粗略统计，有 3~15 年。这是"治未病"时间段。

治其前一、二期，癌症易治。中医所依据者，左、右阴阳脉分离，为第一前期；患者血液检查中，出现甲胎蛋白、癌胚抗原、CA 系列等生化指标异常超标，为第二前期。

心脑血管心脏病与之类似，也有十多年的前期。其来也渐，其发也骤。但却可知、可取、可用、可变，也可以马马虎虎来一个"治未病"，可治可愈。胡不为之乎？

人猝死后其心脏检验正常，是"猝死"症的特点。

从中医脉学脉诊看，在"观其脉证"这个领域中，犁庭扫穴，猝死者心脏突然骤停的病因、病程，十分清晰，包括动、静脉血管堵塞，心功能孱弱，导致阳气式微的心脏功能跟不上而停止跳动，或呼吸暂停，致氧气不足、窒息而死。

"猝死"疑难重症的理论、实践、治疗、预防，可以说已经初步解决。其落脚点、切入点，在传统中医脉学脉诊。所依据者，仍是阴阳脉：右寸滑实，脉属阳；左寸沉虚，脉属阴。右寸阳，左寸阴。入手须先祛痰湿、活血，继以李可先生的"破格救心汤"加味。

"猝死"疑难病，可预防、可治愈、可断根。

2016年，我在北京大学中医药学社讲座上，已经公开讲学，如何破解"猝死"之谜；并有专论文字，医案累累，可为实证。

2014年起，我曾在北京东方医院开设中医药学讲座，延续了两三年。这期间，我诊治过一位患者，他的右寸脉滑实，属阳，脾、肾、肺痰涎堵塞，动、静脉粥样硬化，患者自述患慢性阻塞性肺疾病多年；其左寸脉沉虚，心阳大损，属阴，合而为心肺二寸脉明显构成阴阳脉。须防秋冬阴气加重而致"阴阳离决""猝死"。

痰、湿、水、饮本性为寒水。滑脉是阳中阴脉。神州大地，例属中土，寒水当令为多，寒冬季节，最易"阴阳离决"。入三九天，须防其"精气乃绝"而"猝死"。经反复用泻痰、强心、补血、实脾、强肾系统连锁方为治，使其病愈。

这位患者自知其所患疾病不过是"慢性阻塞性肺疾病"，有时咳喘，有时憋气、胸闷，血压偶然偏高，低压为甚。患者自诉头昏、心烦、刷牙时恶心、欲呕、疲乏、"但欲寐"而常失眠；痰湿遏阻肺气，阻塞经络、血管。在心脉沉虚情况下，心脏可能突然停跳。停跳的时间超过一两分钟，兼患所谓"呼吸暂停症"，不能回头，否则易发生猝死。特别是在深夜、寒冬、饱食、纵酒、多饮等瞬间不能回头，这些都是阴气痰湿比较重的时候。

人在睡眠状态下没有意志力，就靠可能已经不是那么灵敏的副交感神经系统自动或半自动操控，心脏更容易突然停跳。

预防"猝死"，如果不在脉诊上下功夫，可能无解、无救，例属"疑难重症"，迄今无解。

其疑难性在于现代化医院未治疗过中医的"阴阳脉"，未治疗过西医、中医的痰、湿、水、饮，未治疗过二者以其"关联性"而构成的恶性疾病系统。强势"邪恶"，系统"痰阻壅肺，持续役使"其弱势系统（心脏功能，即其阳气），遂发生"阴阳离决，精气乃绝"。

1700多年前，张仲景论述甚详的"痰、湿、水、饮"，与心脏功能甚弱、阳气不足的系统关联与作用，构成一对"阴阳"。心电图正常、无任何器质性病变，但其心阳（功能）已相当弱化的心脏与肺被痰堵塞而缺氧"耦合"时的相互克制、不能转化的突变，而致心停、气绝。

中医脉学脉诊的基础，是人体几个外露的动脉反映人体内部脏腑、经络、气血的情况及其信息。这是通过医者脉诊、"内视"，而尽入医者意念中的信息转换全过程。

人类已经发明、创造了传感器、人工智能、遥感技术……更发现了"量子缠绕"。人的生命、脉搏、心率，并不单独是心脏搏动和时间、心率这一种关系。中医的手指诊脉，就是自然天成的传感器、传感技术，正切合老子《道德经》上"道法自然"四个字。

现代化的传感器，就是"道法自然"这么"仿"出来的。

人体内部脏腑和经络互相对应，脉诊同时表现、对应了经络脏腑的状况，这是中国古代医家重大的发现；而脉学、脉诊则是中国古代医家伟大的发明。这个深层关系提供自身信息群给人类自己，天造地设，自然天成，就好像爱因斯坦发现了相对论、黑洞、宇宙这些现代化科学理论。自在、自为、自组织的大自然，以及人类千万年来的生命进程，都是科学理论的来源与基础。

脉诊有以下几个特别之处。

第一，脉传达了人体生命里面内脏、经络的信息。在我诊治过的数以万计的患者中，寸口六部脉证相符的准确性是相当高的。虽然古医书上讲过，有脉证相符的患者，也有脉证不符的患者；脉证不符者，又分舍证从脉、舍脉从证，两股道、两条路，但就我60多年来的诊治经验，包括疑难重症，从全过程看、从动态看，却都是脉证相符的。

第二，几乎每个人的脉都在变。吃药时脉会变；不吃药时也在变；不仅每年、每个季节在变，而且每天、每个时辰都在变。

"生物钟"和中国讲的"子午流注"、四季、十二节气、十二时辰的自然存在与作用，涉及时间生理学、病理学、医理学，以及关乎时间的医疗学课题。这个课题，其实是人和天、地的关系，是人与时间、季节、气候和饮食的关系表现。人与天不但合一，还持续相应转化，人体违反天、地的运行规律，就易得病，就能得病。

只有两种脉基本不变：一种是彻底的健康脉，这种脉不但健康，而且还能"沉得住气"、能"定"；也就是经过一段时间的正确修炼和保健，并且坚持终生，脉象基本上不变。幼年、童年、少年、青年、中年、老年各个人生时间段的脉象，各有其"定"。这种"定"基本不受一般环境因素、时间因素、情绪因素的影响，不受自己七情六欲及风、寒、暑、湿、燥、火六淫的影响，所谓的"精神内守，病安从来""百毒不侵"，庶几可期之谓也。

另一种就是确定在很短时间内将要死亡的人，其脉不变。这个"短时间"，指几天、几周，不会超过几个月，他的脉越来越不变。这时用药就很难，因为药进入人体，基本上不被吸收。不变的脉把药效抵抗住了。

什么叫作健康？凡正常人之脉，基本上不变，是真正的、理论上的健康。健康的人，不用治"未病"。

世界卫生组织认为全球有30%的人口是健康的，但实际上，其脉只是基本不变，当中也有微小的变，比如说，一个健康人偶尔2天不睡觉、大怒一场或者游泳后，其脉象是会有变化的。但若这人脉经常性地变化，及至脉变化到出现阴阳失调、不转化，反而对立、相克等这些情况时，那就开始加入"亚健康"人群，开始"未病""欲病"了。即使他自己觉得没病、无症状，喝酒、抽烟、熬夜，身体表现都正常等，但只要脉在变，或者说变成脉不平衡，就可能属于亚健康。

亚健康界限是移动的，对全球总人口如此，对每个人亦如此。

这个界限比较模糊，特点就是其界限移动、变异。一移动，一变异，健康人就可能转化为亚健康，而"未病"治好了以后，就是健康。

看医学历史，彭祖、孙思邈、葛洪，这些长寿老人，多数是医家，是中医学者，是很有临床诊治经验的医生；他们活了100多岁，他们有自己的保健、养生之道。

保健、养生，是把一个人定义为健康人，才来进行保健、养生。治疗"未病"，则另有一片天地；中医脉学、脉诊，可得大用。

药若对症，用普通、少量的中药，得效。"药食同源"，各得其所。

药不对症，即使药无毒，也可以把一个相对健康的人、疾病比较轻的人，治成患者。

真正健康的脉，即基本不变、可以抵御外邪和内在七情六欲影响的人，少之又少。不可以说，只靠几个动作，揉揉肚子，就是保健医生，就成了养生专家。

张仲景说："观其脉证，知犯何逆，随证治之。"学懂、用好这十二个字，就应该是好医生。

"观其脉证"的"观"，并非指用肉眼观察，而是一种古代的文化现象与功能，叫作"内观"或"内证"。医者手搭到患者或者健康人的脉，用感觉、心意和感应，通过其意念，到达对方内部，将其五脏六腑、所有经络包括奇经八脉、穴位，很快转一圈，可得其主要疾患信息。

拙著《太极养生录》里讲过，只要医者的手搭到对方的脉，医患双方两个生命系统，就开始连结，开始传感，开始渗透，靠的就是"观其脉证"。

自宋元时代开始，这四个字，慢慢被变成"望、闻、问、切"中的"切"，即切脉。

有不少人觉得这个字排在四诊之末，就不太重要，误。

脉具体而形象，具有实证性，也有假设性、预测性，有准确性，也有模糊性、混沌性。切脉，须以其他三诊核实或修正，必须要问清楚对方。有些脉象方面的信息，是患者自己都没有想到的证候。

脉诊要通过"脉""证"，这又是另两个系统的交叉、渗透。这些全部在医者面前，也在其脑海中，是练出来的。

脉和证都是客观的事物和对象，对它们要有敏锐性，要有洞察力，要有系统思维，要有预测能力；要是做不到这四条，想做个好医生，不是说不可能，但比较难。

为什么古人说"不为良相，便为良医""治大国如烹小鲜"？这都是一个意思，管理好一个国家那么复杂，但跟烧好一条小鱼，道理是一样的，都需要系统思维，需要预测能力。

医者临床脉诊，在取得患者信息这方面，不可缺少，如果缺少，只能说中医的部分精华，在脉诊这个领域内，被医者的"无知"砍掉了、流失了。

了解病患、取得信息、知道情况，加上医者的系统思维，就是"知犯何逆"。

"逆"是"不顺"，哪里出现了问题，尽入医者意念中。

"随证治之"这句话，也很深刻。第一，表现的是一个过程。在这个过程中，脉在变，证也在变，特别是慢性病患者。

这个变，伴随着反应，比如说吃了补药以后，不少患者出红疹、拉稀便、拉黑色甚至带血的大便等，此时要更方或改变治疗方向。隔几天要重新诊一下、治一下，就是"随证治之"的意思。

"随证治之"，没有提到脉，但是知道脉和证，它们之间虽然有时候看起来仿佛矛盾，但总的来讲是一致的，不过二者常有时间差。从细胞生理学、病理学角度看，药效、病变运动过程中，每个时间节点，都有各自的惯性、惰性在。

我从医60多年来，诊治过的患者，数以万计，包括重病、癌症或心脏病患者，治好了以后，即使患者自己感觉没问题，脉基本也没问题，一切检验正常，也要请患者3个月后或半年后联系一次，有机会再复诊一下脉和证。久病或重病例被治疗或治愈以后，生活方式、细胞、血液生化系统潜伏着看不见、摸不着的复杂惯性，此为"旧病复发"之缘由之一。

好的中医大夫，会把患者当作不断变化的生命整体。脉在变，证也在变；逆在变，治也在变。如果加入药的影响后，脉证更是在变。

药的种类当然很多。如何选择？虚者补之，实者泻之，寒者温之，"六腑以通为补"等。大匠示之以规矩，而不示之以巧。

张仲景述"观其脉证"，脉学、脉诊，只占了一半。作为一个中医，可以摸得很多脉，但"知犯何逆，随证治之"是练的另外两个系统，有证就有脉，有脉就有证。是有"脉证"之同质、同性、同步、同向之变异俱在。脉证之信息，极其重要，贯穿全程而未尝须臾离。脉证之间转化，永无停息、永不终止。

对一位患者，一次开出系统连锁药方，3剂、5剂，甚至一方七八剂，为什么能开？是因为有把握，也就是要有比较准确的预测能力和整体观，然后给出措施，当然也因为有效。

《圆运动的古中医学》中讲到，以脾土为中心旋转，左升右降，即肝气左升，胃气右降。转起来时，由于脾土正气不足，肝气不升就顶着胃气，因而胃气就不降；所以很多胃病是生气生出来的，紧接着就容易导致胃溃疡和十二指肠溃疡转化为"器质性病变"。

人生气时，肝气不升；不升就会郁，郁则气滞、气结，顶；顶的结果，就是肝气犯胃。张仲景讲，"当先实脾"之意，是让肝邪不要干预脾胃。

这里讲到的"圆运动"概念，如何运用？只要降胃气（降浊）、升肝气（升清），有些胃病就彻底消失。

2011年左右，安徽马鞍山有一位患者，得了平躺就打嗝的怪病，只能靠着椅子、直立或前倾上半身，才能入睡，这就是胃气不降，如果不治就可能发展为癌症。一般的打嗝、反胃，在不是食管炎的情况下，用丁香柿蒂、半夏厚朴这两个"对药"，就可以解决。这种情况，其实就是属于肝气不升、圆转不行所致，要朝着这个方向来治。在这种情况下，最少开两个方子，保证先泻后补。消化道、呼吸道的疾病，要先泻（邪）后补（正），不补，解决不了问题。

一般情况下，泻了一定要补，因为病和五脏六腑及十二经络都有"关卡"，这就是"知犯何逆，随证治之"，就是在症状变化中来进行治疗，即已在世界各国流行多年的"自然医学""顺势疗法"。

一剂药将患者治到底的很少。幼儿高热、有咳或无咳，"观其脉证"，还是两三个药方连锁。治愈后，可用食补：杏仁、百合、莲子、核桃仁，熬粥、烧汤、煎水，少食、常服，可断根。

对进入癌症晚期的患者，海藻甘草汤这类基本药方用的时间很长。但即使在这么长的过程中，却必须要夹杂别的药方，比如加强免疫、补充脾胃等。如果脾胃不强，不仅营养不够，而且也无法吸收药性。

如果有技术、有把握、能预测，开几个方子连锁，比开一个方子要强。每个方子，都各自有其强烈的针对性、靶向性，可收"药专力宏"之效，而泻补得当，阴阳调和，五行生克，复根有望。

现在，多数中医一般只开一个方子，久读名医书籍，亦复如此，除偶得两个不同方剂，予以交叉、兼顾、连锁，那真是：少之又少，几近于无。因为跟患者接触一次的情况下，对脉本身的理解不够，要能一次开出三五个不同方子，难度较大，一般没有办法开出后面的方子。对阴阳五行、对圆运动、对十二经络的走向不熟悉，特别在医者缺少脉学脉诊功夫的情况下，很难开出连锁方。

中医脉学脉诊以及系统连锁方剂，与中医所有学科都有关。如果医者对摸脉和药性不明白，就不知道这个方子的药效是什么，患者反应会怎样，恐怕难得"一剂知，二剂已"的疗效。

照西医说法，"慢性阻塞性肺疾病"也是肺源性心脏病前期，患肺源性心脏病的患者容易猝死，一是因肺衰竭可能导致呼吸衰竭，二是因心脏顶不住，突然停跳，实际心脏已经是亚健康状态，就是功能不行，太弱。心肺之间的关系密切。

避免猝死，要祛痰、降血脂、强心，归根到底，虽然堵塞在痰，但只祛痰不行，生痰之源在脾肾，如果不补脾肾，不强心脏，解决不了猝死急危重症的根本问题，其病不能根治。"知犯何逆"是对的，但如果药不对症，又参加了这个"逆"，加强了"证"，就不对，因为归根到底要对患者负责任，要治病。

此外，喝药方法也有讲究，因为没有不变的脉，更没有吃完药后不改变的脉。喝药时，要使脉和证的变化不至于太大，尽量以药前、药后的脉证变异柔和连接方式为好。不管什么重病，建议每次喝二三十毫升，一两口、两三口，保温热，然后隔两个小时再喝两三口，一天六七次。保持药性吸收的曲线不要过度地上下浮动、不要震荡过大；避免药液刺激胃，药补、泻、变，均宜缓而不宜骤。

药性无形、无质，是一种能量。跟患者解释可以说，喝大碗药，胃会受刺激，而且会较快地从小便排泄出去，一个小时就把部分药性带走，药就浪费了。患者每次喝一两口，就不算是大剂量，而且比较柔和，脉和证的变化，能照顾到系统、震荡，避免激烈起伏、变异。吃完 1 剂药后，2 天后药性即可全部被患者所吸收。

吃药的方法也要有系统考虑，不要习惯性地熬一大碗药汤，一下喝完。只有在高热、癌症、心脏病等重病的晚期和急救时，可以熬一大碗药，一口喝完，或者每隔十分钟或二十分钟喝几口。

传统中医脉学脉诊濒临失传，现代很多中医大夫已经不知道怎么摸脉，也就不知道怎么通过摸脉，治疗病患、解决问题。

人的皮、肌、筋痛症，到后来要治肝收功，这个基本理论，是清代傅青主提出来的，后来在张锡纯的著作中，又得到发展。

中医脉学脉诊用于治"未病"的重要性，还在于脉所表现的，不只是器质病变，还表现为功能病变。

人有能量场，在中医讲，就是气，或元气，或宗气，或中气均以观其脉证察知、施治。

气血不同，气无形、无质、无象，血有形、有质、有象。人体物质属阴，有病，在西医体系中被称为器质性病变，如果没有器质性病变，西医一般不认为是病。比如说肝，转氨酶高了，超过了四十，部分肝细胞受损伤，属病，但郁结、肝气功能疾病，转氨酶不高，西医不一定以为是病。

"未病"阶段，最先发生的都是能量与场的问题，即功能的问题。"未病"的得来，是先吃多，超出身体所需，此时消化能量会过度消耗，而能量不够时，就要透支，会向心脏多要点血与气，胃本身会充血；胃蠕动的动作也会比正常快一点，胃酸分泌量，比正常多，即"气有余便是火""胃火消食""壮火食气"。医者常诊为"浅表性胃炎"，很容易治疗，但是根治却难。60% 靠治，40% 靠饮食、生活方式和习惯，要"六治四养"。否则，萎缩性胃炎等病症，容易转化为胃溃疡、胃穿孔、胃癌等。长此以往，胃就疲劳，消耗其阳气，就跟材料力学讲的疲劳强度一样，一根铁丝扭来扭去，会"啪"一声，被折断了。这种结果并非拿刀去砍断，而是它本身疲劳，出现能量、功能的病，不能转化、不平衡，就转化为器质病变，这叫作"本气自虚""邪之所凑，其气必虚"。人已经生病，在本气自虚的情况下，加入时间延续因素，脉证会再变异，疾病会再加重，因为外邪会乘虚侵入。

《内经》讲"正气存内，邪不可干"。为人百毒不侵，是有条件的，本身的正气，有限度地阻挡外毒、外邪，就不会得病。这个正气，就需要人体生命能量储备。没有能量储备，耗气、伤气多一点常伤及阴，即器质，阳气已经消耗，其对阴护卫、转化作用即行减少；再消耗、再损失，再减少。清代温病学家分"营、卫、气、血"，卫主气，易耗易竭，营主血，受邪先伤阳，再伤阴。

外邪入六经传变，六脉有相应之变。有两方面的关联，其一，子午流注、十二时辰；其二，十二节气，春、夏、秋、冬，皆天、地、人之间的关系变异、节律，渗透转化。以现代化科学语言文字述之，时间、空间、身体与能量四合一，"四家村"，其信息集成，可尽表之于脉与证。先六腑后五脏、先表后里、先功能后器质。

有的病，是受寒，直入少阴，用麻黄附子细辛汤治之。治鼻炎，最后要用麻黄附子细辛汤。尺脉沉虚，方可根治。

类似这些问题，都要融合在一起看。中医治病，就是首在能量阶段、功能阶段不平衡、受损害、有病。最重要的信息来源，就是靠脉与证，求知脉象、证候的虚实。像这种情况，不摸脉就没法下药。

现在美国的医疗制度、习惯和社会风气，很强调家庭医生，就好像我国现在强调社区医疗机构的道理一样。美国家庭医生，一般与患者家庭彼此能建立友谊关系，能够进行更好的交流，这就是一种比较良性的医患关系。一般家庭医生，比较偏向于全科。

欧美的家庭医生制度、办法，本身没有脉学、脉诊的概念，也没有这方面的经验，这是中国独有的绝学。

从《内经》成书流传至今，中医药传承已经 3000 多年，是中华传统文化的精华所聚，举世无双。中华民族几千年来经受这么多战乱、灾荒，人口发展到现在这个数量规模，中医中药有其一份功劳。

有点文化、有点恒心、有点兴趣、有点悟性的普通人，都可以掌握脉学、脉诊。就两个字：一个"悟"，一个"练"。有悟、有练，就必有所得，必有所成。

学、练脉诊，起始要慢，要谨慎。

滑伯仁在《诊家枢要》一书中指出："凡诊脉之道，先须调平自己气息……先以中指定得关位，却齐下前后二指。初轻按以消息之……然后自寸、关至尺，逐步寻究……""神"，至重。

清代喻嘉言说："有志于脉者，必先凝神不分。"元代齐德之说："……不可轻言谈笑，乱说是非，左右瞻望，举止忽略。"须见微知著，使诊无错。

《素问·三部九候论》中所说的遍诊法，即头、手、足三部，每部又分天、地、人，三而三之，合而为九，故称为三部九候法。

《素问·三部九候论》中指出："人有三部，部有三候，以决死生，以处百病，以调虚实，而除邪疾。"最早提出了"三部九候"之说。

汉代张仲景在《伤寒论》中提出三部诊法，即人迎、寸口、趺阳三脉。其中以寸口候十二经的变化，以人迎、趺阳分候胃气。故人迎、趺阳二脉，多数被用于寸口无脉及患者危急之时。一般情况下，少有应用。

晋代王叔和著《脉经》，把"独取寸口"推广其义，并将寸口分作寸、关、尺三部，每部分浮、中、沉三按，三而三之，合为九候。

《难经·十八难》指明："三部者，寸、关、尺也。九候者，浮、中、沉也。"三三为九，故名九候，其中浮取候表，中取候中，重取候里，合为三部九候。

脉诊习练

这个说法，与《内经》略有不同。

《难经·三难》指出："关之前者，阳之动也，脉当见九分而浮……关以后者，阴之动也，脉当见一寸而沉。"

《难经》以来，医界渐趋独取寸口。后世迄今，已不再用遍诊法。

寸口是脉的大会所在，为脏腑诸气的通路。《难经·一难》说："十二经皆有动脉，独取寸口，以决五脏六腑、死生吉凶之法，何谓也？然：寸口者，脉之大会，手太阴之动脉也……五脏六腑之所终始，故法取于寸口也。"

中医沿用寸口诊法已久，积累和创造了大量经验，有所记录，便于传承，而且简便易行，适于诊按。寸口动脉浅在，易于触知，脉搏强弱，易于分辨，因而寸口已成为诊脉的有效部位。

从理念上讲，因为寸口是"脉之大会"，脉管在正常情况下，既不太沉，又不太浮，大小亦为适中；在病理情况下，受机体内外环境影响所产生的变化，亦较为灵敏。几千年来，传统中医药业界对寸口脉的诊法，积累了大量的文献资料和临床经验。

脉象与脏腑关联，是指寸口，分寸、关、尺，各有对应脏腑而言，首见于《内经》。

按照《素问·脉要精微论》叙述寸、关、尺分配脏腑法，是：左寸，外以候心，内以候膻中；右寸，外以候肺，内以候胸中；左关，外以候肝，内以候膈；右关，外以候胃，内以候脾；左尺，外以候肾，内以候腹中；右尺，外以候肾，内亦以候腹中。

后世对寸口分配脏腑，大致均以《内经》为依据，而略有变更。

《脉经》以三焦配右尺；李时珍以左尺配小肠，右尺配大肠；《医宗金鉴》则以右寸候肺、胸，左寸候心、膻中，右关候脾、胃，左关候肝、膈、胆，两尺候两肾，左尺配小肠、膀胱，右尺配大肠，又以三部分候三焦。

其中分歧最大者，主要是大、小肠和三焦。

根据《内经》上竟上、下竟下的道理，则大肠当候于右尺，小肠当候于左尺，而三焦应分候于上、中、下三部为好。

目前一般多以李时珍和《医宗金鉴》记载的配合法为常用。为了便于记忆应用，可牢记歌诀："右寸肺胸，左寸心膻；右关脾胃，左肝膈胆；三部三焦，两尺两肾；左小膀胱，右大肠。"

寸口脉象分寸、关、尺三部，一般认为创于扁鹊的《难经》，至西晋王叔和著《脉经》，才将五脏六腑分属于两手的寸、关、尺上。

寸口分配脏腑的根据有以下两点。

其一，根据气为阳、血为阴的原则，可以确定。一般认为右手偏旺于气，左手偏旺于血。

"偏旺"，不是"绝对"。后人有时以右脉为气分，左脉为血分，或右三部主气，左三部主血，只要不是排他性的"绝对化"，则都可以参考。

吾意：全贯穿、全覆盖传统中医药及其脉学、脉诊理论与实践，阴阳转化的转折处、疾速性、充溢着混沌与模糊。以气血论，气不离血，血不离气，气中有血，血中有气；于其脉象，为之查究，大抵如是。

肺主气，气旺于右，气为肺所统，故以右寸配肺，胸中为肺的"宫城"，为宗气之所出，故亦候于右寸。心主血，其血中气旺于左，血为心之所主，故以左寸配心，膻中（心包络）为心的外围，故亦候于左寸。脾居中州，体偏左而气升而行于右，故以脾候于右关，由于脾与胃互为表里，故胃亦附于右关。肝主藏血，其体虽在右，而气化作用运行于左，故以肝候于左关。由于肝胆为表里，故胆附于左关。肾在腰旁，位居最下，故亦候于尺，小腹属下，为大肠、小肠、膀胱所居之处，而膀胱、小肠从肾阳以配于左尺，大肠从命门以配右尺。由此可见，六脉分配脏腑是根据脏腑之气，而不是脏腑之体位所在，也不是脉出于人体何部位。李时珍指出："两手六部，皆肺经之脉，特取此以候五脏六腑之气耳，非五脏六腑所居之处也。"

《吴草庐文集》指出："……此手太阴肺经之动脉，分其部以候他脏之气耳。"说明寸口为太阴肺经之脉，其所候为五脏六腑之气，而非其体，亦非其位。

其二，参照脏腑的部位来确定。

《难经·十八难》指出："脉有三部九候，各何主之？然：三部者，寸、关、尺也；九候者，浮、中、沉也。上部法天，主胸以上至头之有疾也；中部法人，主膈以下至脐之有疾也；下部法地，主脐以下至足之有疾也。"此语说明了寸口分配脏腑的又一根据，是将躯体划分成胸、膈、腹三部，一般被称为三焦。由于心肺居于胸部，故应于两寸，肝脾居于膈下，应于两关，两肾居于"命门"穴位两侧，应于两尺。《难经》寸口分候脏腑，可能以脏腑定位而来。

临床实践证明，胸以上至头部的疾病，可以在寸脉上反映出来；脐以上至膈部的疾病，可以在关脉上反映出来；脐以下至足部的疾病，可以在尺脉上反映出来。

这种客观事实，说明脏腑所属的部位，有上下不同，可能同时在寸口脉法上测知。

寸口三部分配脏腑，中医阴阳、脏腑功能的理论安排，证之实践，其来有自。如果以桡动脉只是一条脉管的现代解剖观点来对待寸口三部分候脏腑，其结果恐怕会是牛头不对马嘴。

历代医者，以寸口分配脏腑来分析病情，具有较高的准确性。张仲景、李时珍等在评脉辨证上，就极重视部位的分诊。

《金匮要略》载有："胸痹之为病，喘息咳唾，胸背痛，短气，寸口脉沉而迟，关上小紧，栝楼薤白白酒汤主之。"

《濒湖脉学》论实脉是寸实，头面热风，咽痛舌强，气郁胸满，主膈以上诸疾；关实，中宫胀满；尺实，腰痛、腹痛，二便不通。

清代费伯雄在《医醇賸义·晋卿脉法》中说："右寸为肺，所以主气，百脉上通，呼吸所系。"凡感冒、风火咳嗽、肺热喘促，多见右寸弦滑或浮大、滑数；肺痈胸痛发热，常见右脉滑数，阴虚阳亢、高血压头痛，寸脉常盛于尺部，这表明了上盛下虚的证候。右寸，候肺、胸诸疾，有相当的准确性。

"左寸为心，生血之经。"凡热经心包，左寸脉多细数，如心肌炎、心瓣膜炎。症见身发冷热时，脉左寸滑数，这表明左寸候心疾患。

右关，候脾胃。脾胃为后天之本，只要右关脉来和缓，则是脾胃不败，正气犹存，是有胃气。若右关脉气损伤，见弦紧为胃痛，兼滑，为有饮邪，兼数，为胃中有热，兼迟，为寒，细弱无力常因脾虚胃弱所致，症见脘胀便溏。

左关候肝胆，肝胆应春，肝主疏泄，易动风阳，亢则为害，故左关脉来和缓，是肝气调和，若左关弦大，常见肝胆气滞，兼紧必痛，兼滑有痰，兼数则热，兼细则虚，风阳不潜。总之，弦见左关，肝胆受邪，弦甚则病重，弦弱则病缓，故从弦脉气势的轻重，可判断病势发展或缓解。

两尺属肾。男子尺脉常略弱；女子常盛，势盛兼沉、弱、虚，多提示血亏经闭或其他妇科病；其尺脉沉滑或弦大，可由膀胱湿热、淋浊便血所致。如见沉伏无力，常由命门火衰，不能温养脾气，见溏泄之疾，治当善为温养，以助命火。若两尺败坏，则病危，预后多不良。

诊临床消化性溃疡患者之脉，多见右关脉气虚弱，兼左关弦紧，偏实或虚弱，表明胃的实质缺损，这是消化性溃疡的常见脉。

诊肺痨，多见右寸细急数或沉弦细偏数；心痛，常见左脉沉伏；左寸尺沉细或沉濡，阴虚阳亢可见细数，而尺部尤甚；肝胆有热，多左关弦数；性功能减退，多见左尺沉迟无力。可见寸口分配脏腑能验之临床，结合证候，值得重视。

1935 年，法国·拉凡里在《巴黎医学》杂志上，发表《中国的脉学在针术治疗中的作用》一文，认为："我们西医在桡动脉上，只能觉察到经过动脉管的血液的冲击，而中医们根据诊脉的部位与按脉的轻重、医者的指触感觉，却可以察觉到各种器官的功能状态。"他还认为，寸口分配脏腑，"与我们的医学学说，是完全抵触的"，但是，"假使因为我们不能理解，而就认为它是荒诞不经，亦是不合乎科学的"。

基于这种观点，拉凡里曾经深入学习、研究中国脉法，认为"中医切脉法能够给予诊断极大的帮助"。他说："事实上，诊察了一些患者以后，很快地可以觉察到结核病患者的'肺脉'、低血压患者的'肾脉'及肝功能不全患者的'肝脉'，都是比较微弱的。"

拉凡里曾经坐言起行，运用针术的补泻方法，来纠正某些脏器的偏盛、偏衰，进而验证了寸口分配脏腑这一事实。他对"肝脉"细弱的患者，针刺肝经的强壮穴位，用补法，一般经过 1~3 分钟，就可以感觉到肝脉开始怯弱地恢复跳动，逐渐增强而达于稳定。

法国·巴拉都发表在《巴黎医学》中的《关于针术》一文指出："强的脉，表示气（能）的过度，弱的脉，表示气的不足。""'硬'的大肠脉与阑尾炎或盲肠部的发炎有关""强的肺脉，表示上呼吸道的疾患"。

佛郎丹在《似乎能证实"气沿着经络运行"的中医理论的一例针术病例》中记述："一位妇女来请我们治病，主诉是系列的迷走－交感神经病症：神经衰弱，忧闷感，阵发心悸，食欲不振，呕吐，失眠，全身疲乏。经各种治疗均不见效。用中国古代的切脉法检查患者后，知道这些病症是由于肝、肾及脾的失调，而位于胫骨后缘内踝上方数厘米处的一点，适应着这三个脏顺达的病痛，因此我们就在这一点上施行针术。"

以上这些实践，有力地证实了寸口分诊，在诊断上确有相当的价值。正如许密德所说："中国的脉诊法亦很有价值，由 14 种不同的脉象可以察知各器官内功能的微小变化。"

主要的诊脉方法，有以下几个方面。

诊脉的时间，以清晨（所谓"平旦"）为佳。

患者或正常人脉的搏动与其气血的动静有密切关系，且随饮食、动作、情感、时间、环境的变化而发生改变。清晨，患者体内环境比较安定，气血平静，脉象最为精准，且容易反映气血、脏腑、经络的病脉。

《素问·脉要精微论》中指出："诊法常以平旦，阴气未动，阳气未散，饮食未进，经脉未盛，络脉调匀，气血未乱，故乃可诊有过之脉。"又据人体营、卫、气、血运行规律，是昼夜循行五十度，并于平旦时，大会于此，且兼肺朝百脉，独会于太渊，故于平旦按持寸口，可了解五脏六腑之异常。

张景岳说："平旦者，阴阳之交也，凡人身营卫之气，一昼一夜，五十周于身，昼则行于阳分，夜则行于阴分，迨至平旦，气皆会于寸口……故诊法当于平旦初寤之时。"

汪机说："若遇有病，则随时皆可以诊，不必以平旦为拘也""持脉之道，虚静为保""善为脉者，必以比类奇恒，从容知之"。

朱肱在《活人书》中说："凡初下指，先以中指端按得关位，乃齐下前后二指为三部脉，前指，寸部也，后指，尺部也。"下指完毕，即可排指。

卢之颐在《学古诊则》中说："人之三指，参差不齐，必使指头齐平，节节相对，方可按脉。"此指明了三指既不宜平按，又不宜垂直下按，应用指腹，三指平齐，诊察三部脉象。

运指，指医者布指之后，必须运用三指的灵活活动和指腹的感觉，进行寻、按，以探测脉位的浮沉、脉数的迟数等，以求从指下了解脏腑的病变、气血的虚实。

运指大体不外乎举、按、寻、推、竟五者。

举是轻下指而循之，适用于诊取浮脉之类。按是重下指而取之，适用于诊取沉取之类。寻是下指不轻不重，委曲求之，适用于诊取缓脉之类。推是挪移指位，内外推测，适用于诊取芤、革等脉。竟为上下揣摩，适用于诊取长、短等脉。

《诊家枢要》载："轻手循之曰举，重手取之曰按，不轻不重委曲求之曰寻。初持脉，轻手候之，脉见皮肤之间者，阳也，腑也，亦心肺之应也。不轻不重而中取之，其脉应于血肉之间者，阴阳相适，冲和之应，亦脾胃之候也。若浮、中、沉之不见，则委曲求之，若隐若现，则阴阳伏匿之脉也，三部皆然。"

在举、按、寻、推、竟五者之中，又各有浅深程度的不同。如举有轻举、按能轻按之分，盖浮脉轻取便得，虚脉必须轻按始知。另外按法又分总、单、轻、重之异。《诊家直诀》说："一指单独加压为单按，三指同时加压为总按。"单按以分候寸口三部（即寸、关、尺），以视病为何经、何脏；总按以审五脏、六腑的全体，轻按、重按，以别沉、伏。四者分合并用，才能找出线索，洞悉病所。

正常人每分钟呼吸 16~18 次，每次呼吸脉动 4 次，每分钟计 64~72 次。占人以"息"计数有一定的缘由与价值。

脉搏有位、数、形、势的区别，因此下指之后，就要有步骤地从位、数、形、势上，区别不同的脉象。一般顺序，是先定位，以分浮沉；次数"息"，以定迟数；现在到处都有钟表，数之一分钟或半分钟计乘以二，可得。又次辨形，以定大小、长短；再次审势，以别虚实、散弱。

何廉臣在《通俗伤寒论》按语中指出："每临一证，六脉皆动，须先明其何部脉无病，然后一一比较。"

周学海说："求明脉理者，须先将位、数、形、势讲得真切，各种脉象了然，不必拘泥脉名。"

脉诊，"以常衡变""以变识病"为有效诊断方法。

脉诊，根据脉搏的常与变，来测知人体的健康情况，也就是以常人无病的平脉，来分析患者的病脉，根据病脉来推断、探讨病在何经何脏，属寒属热，在表在里，为虚为实，以及疾病的进退、预后等。

《素问·平人气象论》所说："人一呼脉再动，一吸脉亦再动，呼吸定息，脉五动，闰以太息，命曰平人。平人者，不病也。常以不病调患者，医不病，故为患者平息以调之以法。"

可叹、可惜的是，时世多年，用心切脉的医者，几乎摸不到一位平人之"平脉"。千万人，各自的寸口中，有不相同的六部脉象，有千万种不同的气血、表里、脏腑、经络之脉象、脉势，有千万种不同的精、气、神、心、肾、性、命，即使母子、父女、兄弟、姐妹，甚或孪生子女，患相同疾病，脉象既不相同，亦不相似，其个体化、个性化，并无例外，未免有点奇哉怪也。

《内经》曰："微妙在脉，不可不察。"《难经》曰："切脉而知之谓之巧。"徐春甫说："脉为医之关键。"都表明了脉诊的重要性、个体性、独特性。

当然，前提是持脉有道，逐步学习，具备精深的脉诊功夫。

所谓"心中了了，指下难明"，不过是功夫未到的托辞。

展读名家医案，近百年来，对脉象诊察最细致者，当首推蒲辅周，他诊脉，"……脉寸浮数，尺沉细，左关弦细数，右关沉细数"（《蒲辅周医案》）。回过头来，再读《伤寒论》《金匮要略》，理当有悟。

脉诊重要，但非万能，更不能包诊百病。许多病症，未必摸得出来，要间中杂以问诊、望诊。

西医院动大手术后的"出院小结"，相当重要。

门诊时间短，未必能阅深、读透，常求患者或家属代为复印一份，留存细研，大有利于"观其脉证"。

有的名医，脉诊功夫确实了得，"言人生死每奇中"。看似虚玄，如有遇仙之感，实则是多年修炼的真功夫，所谓"博涉知病，多诊识脉"。

中医的脉学，源于"内""难"二经，虽然李时珍做了一个总结，但若不从"内""难"二经中学到原理，即使把《濒湖脉学》倒背如流，恐怕在临床上仍会感到凌乱，不得要领。

中医的脉学原理，仍超不出"阴阳、三才、五行"的基本观念。若不能灵活运用"阴阳、三才、五行"，就不能进行脉象辨证，只能就事论事，见弦说弦，见虚说虚，错失纲领，迷失全局。

《内经》曰："地气上为云，天气下为雨；雨出地气，云出天气。"一言揭示了人体这个小宇宙中的阴阳互根、气机升降关系。

地气为阴，但必须化气上济于阳；天为阳，但须下降与地气交接以济阴。在诊脉时，须注意寸、关、尺、浮、中、沉三部九候的阴阳相济关系，更须知左右手之间的阴阳相济关系，才能揣度阴阳，才能据"阴胜则阳病，阳胜则阴病"，而揣测三才之间的阴阳、虚实、全局与大势。

《难经》中提出，上鱼际者为溢。溢者，升之太过，阳有亢；下尺者为覆。覆者，下之太过，阴有余。如此种种，都是古人拟设的种种"符号"。以平淡之心揣摸，便尽释然。

滑伯仁总结《内经》脉学的纲要，为"上、下、来、去、至、止"六字。他在《诊家枢要》中说："察脉须识上、下、来、去、至、止六字，不明此六字，则阴阳虚实不别也。"

清代新安派医家程知在其著作《医经理解》一书中称："伯仁此言，实诊家密旨，而本于内经……"

这六个字，还要结合六淫、七情之脉象具体分析：如风浮、寒紧、暑虚、湿细、燥涩、火数、喜缓、悲短、忧涩、思结、恐沉、惊动、怒急等。

诊脉宜避单一线性思维习惯，而需联想。多设可能，继之于优选；死背定见，匆忙定案，不成大家。换句话：诊脉亦有"敏锐性、洞察力、系统思维、预测能力"这四块功夫，繁复系统，交相融合，还须活泛，更宜"内视"；从"联想"求内证。

中国传统文化，多以"形象""内视"即"内证"，虚拟"格物致知"，还得求其神、察其势，模糊即可，不懂则盲。

学习《内经》《难经》相关内容，如《脉要精微论》等。四时六气旺脉，应心中有数，这也是脉诊、"内视功夫"的基础与条件。《难经·七难》曰："经言少阳之至，乍大乍小，乍短乍长；阳明之至，浮大而短；太阳之至，洪大而长；太阴之至，紧大而长；少阴之至，紧细而微；厥阴之至，沉短而敦。"这都涉及六气的主气、旺脉，结合天地，进而推算、侦查真相与疾病问题。

《难经·七难》所言之"少阳之至，乍大乍小、乍短乍长"；与《医宗金鉴》之"鬼脉"相对比，有近似之处。都是阴阳交替、疾徐往来之脉象，是"猝死"前后的怪异脉象。

六气的主气之外，犹有客气，任应秋先生著的《运气学说》，说的就是五运、六气。"气有余便是火"，火为邪，可观脉辨证，"过犹不及"，正气可转化为邪，可径直转化而见之于病患之脉证。

对缓脉、急脉，《医经理解》中有独到看法："从来脉象之误认者，无如缓、急两字。缓者纵缓之谓，俗则以为迟缓矣。急者紧急之谓，俗则以为亟数矣。夫缓急以形体言，迟数以至数言，其相去远矣。缓者热脉也，而以为迟缓，不几误热为寒乎？急者寒脉也，而以为亟数，不几误寒为热乎""缓者，纵缓之谓，非俗之所谓迟缓也，久驰而不张，有宽缓、散缓之意，阳也，为热，为胃气有余，为风邪、为痿、为多汗"。并举《灵枢·邪气脏腑病形》为证："诸急者多寒，缓者多热。"举张仲景论述："紧则为寒""缓则阳气长""浮大而濡，名曰缓"。

此论似乎可以补在《伤寒论》开首的"浮缓""浮紧"之桂枝汤证、麻黄汤证的经文旁侧，以为参考，如果再加上"有汗"与"无汗"这一对证候，则学脉读经的医者，就不至于误桂枝汤证为麻黄汤证，或误"麻"为"桂"矣。一念之差而致误，是会出人命的。

数千年来，脉诊的内容记录丰富，有极大的研究价值。无论对中医还是西医，甚至于一般有文化基础的平民百姓，在临床上或在养生保健中，聊为参照，非常有用。很多患者舌象上没有任何异常，但脉象却能反映出很多问题。反之亦有可能。后人要挖掘中医的宝藏，解决当代的医学难题，应该也必须承传中医脉学脉诊，此谓之："为往圣继绝学"是也。

人体内部的信息群，表现在各方面，如面色、舌诊等，当然同等重要的还有出院小结、体检报告等。对象皆是患者，重点都在生命与疾病健康。把个体化因素计入参照系，把各种技术、科学、设备、传承，通用在实践，取长补短，彼此参照。"海纳百川""退后一步、海阔天空"，良有以也。

脉象表现的不仅为脏腑、功能、表里、常异、五运、六气，还有经络、前因、后果等。

以我经验立论，肾阴、肾阳，各自有其侧重。对应现代化西方医学解剖学、生理学、病理学。我提出"假说"：左腕尺部肾阴，侧重反映、表达人体生命之免疫、内分泌，包括糖尿病、高血压、副交感神经和造血的骨髓这四个大系统。这个提法跟西医划分的系统有重叠、兼容之处，也有分离之处。

从西医的解剖学来说，骨头有骨质，在表属阳；骨头又有骨髓，在内属阴。我把骨髓划给了"肾阴"脉象，而把骨质划给了"肾阳"脉象，无意之间，践而行之，竟然效如桴鼓，实则"假说"或"假设"，录之不过一得之见耳。

自 20 世纪 60 年代末以来，我治血癌、脑胶质瘤、髓母细胞瘤、脊髓胶质瘤、红斑性狼疮、各类贫血、崩漏等病证，开系统连锁方时，几乎必开调理肾阴的方剂，如杞菊地黄、二至、引火汤，等等，多有疗效。

肾阴，代表副交感神经系统，一般称作自主神经系统，多数医生对此比较疏忽。其实，人睡着以后，肾阴自动掌管身体各器官的功能，比如心跳、窦性心动过速、窦性心律不齐等这些病症，须看左寸与左尺，各自有无异常。

左尺肾阴，相应对于西方医学领域系统中，侧重于总管人体深藏之内脏、腺体、骨髓、副交感神经，是人意识不能控制的自在、自为、自组织的能量、器官、腺体、髓海等。

另外，与肾阴成双配对的"假说"：肾阳侧重表现人体生殖、泌尿，对女性来讲，包括下丘脑、脑下垂体、卵巢、子宫和输卵管；对男性来讲，包括精囊、前列腺这一类以及骨头的外表，即骨质。骨质疏松、腰椎间盘突出、关节磨损和关节液润滑不够，脊柱变形、膝盖半月板磨损或开裂、足跟痛、各类关节炎、类风湿、强直性脊柱炎、退行性关节炎等，均须调理肾阳。治愈生殖、泌尿、骨质、交感神经疾患后，当以缓补肾阳收功，可得痊愈，而无复发之患。

肾阳传达的信息，也是四个重要系统；其中，交感神经就是运动神经系统。运动神经元病，最终仍须以温补、缓补肾阳收功。

医者摸脉，手指不能伸直，而应弯曲如环、如钩，接触的指端，应正好在患者的寸口三部脉管圆弧的顶端，这是医者"内视"的通道，注意力就只集中在医患双方摸脉这三个接触点。

医者指端肌肉丰满处，会有不同的作用力和感觉，也会有不同的相应的反作用力，即是脉跳动的快慢、次数、强弱和一些不一样的脉搏动的外形和内涵。这些都蕴含着大量信息，而且是单一信息、系统信息、复合信息加上模糊信息，是传自被诊脉者的身心整体、五脏六腑、血肉筋骨，以至于他的性格、情绪、过去、未来，这就有点隐含"生命全息论"的道理了。还是几句老话："系统联系统，系统套系统""大道至简""大道归一"是也。"肺朝百脉"中的"百"字，就是从这个客观现实过程延伸、扩展而来的。

清代医学著作《医宗金鉴》以诗词体述脉，有被测病者之过去、未来的大量内容。脉诊可以预测，并非妄言。

诊脉者三个指头不一样长短。不经任何习练，就行诊脉时，其三指作用力，就会大小不同。一般中指长，力较大，无名指历来谦让软弱，力就小。被诊脉者的脉跳反作用力度、形象、内涵信息……传达到诊脉者的三个指头，如果没有"悟"与"练"，没有感应，没有分析，没有认知，也就不知所云。此为假脉诊兼误诊，不可不戒。

几千年来的名医、宗师，对此一般都未予详细论述，为什么？因为能诊知六部脉而知基本脉象的八纲归属，已经不易；再进一步，左右寸、关、尺六部脉象的不同，脉象之间，即脏腑之间的辨证、传化、生克关系，能被触而知之，不说了如指掌，也是大抵成竹在胸，就更是艰难。苛求学练脉诊者，做到刚才说的体察作用力、反作用力的不同和差别，那就未免难上加难矣。

中医诊脉，因积年习惯、经验、教训各不相同，可谓：极其个体化、个性化。医患双方各自发挥其个体化、个性化的功夫，化来化去，就糊里糊涂、莫名其妙，就会懒得言传，懒得深究，还是归于混沌、模糊。

医者一般多用自己的右手，用食指摸左右寸，中指诊左右关，无名指寻左右尺。反正二尺脉大都偏弱，让自己的无名指去触摸，弱对弱，正合适。

三手指轻触寸口的寸、关、尺三部，叫作"浮取"；三指略用力得其中，却不到底，叫作"中取"；三指按脉到几乎可触及骨的深度，叫作"沉取"。

对浮、中、沉三取，诊脉必须要常练、苦练，经年累月，才能由入门到熟练，才能从指感到心悟，从心悟而入"观其脉证"之坦途。否则，踏入传统中医药脉学脉诊之门槛，易；精益求精、出神入化，难。

学习脉学、脉诊，不单是看书、记忆、背诵二十七脉象，理解什么是"如水漂木"，而是两个字："悟"和"练"。循此途，练这招，是求中医脉学脉诊的"上工"之起步。

练会了这一招，在任何方向，以自己双手同时摸患者左右六部脉，在自己脑海中，尽以对方"其大无外，其小无内"的全信息、大数据、深混沌，才有可能，否则，不过成为"口头搓箭派"，大言："好箭、好箭"的口头诊家耳。

知脉学脉诊之皮毛，以此为限、为足，可不可以？当然可以。

如此诊脉，日久得个"巧"字，达到医者无名指触摸寸脉和自己食指感觉完全相同或大抵相似，这个坎就算是迈过去了。

打一个比喻：弹钢琴。老师教孩子学钢琴，也有三条道路、三种选择：上工、中工、下工。其"上工"的起始，恰巧也是把十个指头长短不一、强弱不一、灵动不一、疾速不一的自然态，通过细致入微、坚持不懈的定向练习，练成十个指头弹触琴键的力量、速度、质感、传化和感受，完全或基本相同。

弹钢琴的触键，其实就是每个指头或几个指头运动的作用力与键盘的反弹感受的契合、应对、传感、转化的系统融合。钢琴音质、音色和乐音的平和、均匀、强弱，还有渐强、渐弱，都是为了表现与传达音乐的内容和感情。如果弹钢琴的大师们，无名指、小指本来软弱乏力和大指的强横、食指的灵动、中指的先声夺人，不经过基本求其平和、均匀乏味而艰难的练习，能弹出出神入化的美妙音乐吗？

学中医诊脉，应该先把自己的中部三指练得平衡了、均匀了，再练习各个指头的浮、中、沉三取。这么着，就可能逐步达到自如、从容的境界。

怎么练？因为是用三个指头去接触患者的寸口脉，交接点就很重要，三个指头不一样长，中指最长，食指最敏感，无名指最迟钝，所以第一步在于指甲要剪掉，"美甲"宜休息，通过练习，使三个指头都处在指端肌肉厚实敏感部位，用手指最敏感的这个部位来摸脉。平着手指摸脉，就没有这种类似感觉。

第二步，练三个手指尖平和、平衡。尽管是不同的方向、指力，仍须练得三指极其相同或相似的平和、平衡，否则会搞错虚和实、沉和浮；在这两个相对不同的脉象中，有模糊的地带，如果指端不平，有时候甚至可能把浮脉摸成沉脉。

摸脉，一定要练，而且最好是左、右手都练。练到左右各三个指端触摸患者的六部脉搏的感受、知觉、力道完全相同，进而越练越敏感，越练，其"内视"功夫就越好、越快，"定能生慧"，可渐臻化境。

有些医者伸两手同时摸患者的寸口六部，或者同时摸两位患者的脉搏，理应技高一筹。对前一种以双手同时摸患者左右六部脉方法，我经常使用；可以省掉一半时间，只用一两分钟，就已经得到一个患者的全部脉诊信息，有利于四诊合参。对第二种方法，我很少用，或基本不用。对象是两个完全不同的患者，对他们的脉诊"内视"，意念转换必须极快，动脑强度极高，尤其对初诊患者，尤宜根戒。

第三，练诊婴儿、幼儿的指法，仅用大指或食指双侧滚动。医者首先将大拇指或食指放在桡骨关部，取其中正，对着脾胃或肝胆位置。当然，结合观"三关"异色的望诊，更好。然后，大指或食指要转动，往左右两边略转，用大指的两侧去感受患儿之寸和尺。转指的时候，就完全要靠感觉，这就跟太极的推手很像，医者伸指，黏住皮肤，完全是练手指对皮肤的感觉，甚至其敏感度超过传感器。

对这种转指诊脉法，要练，才能练得出来。即使对婴儿、幼儿，似宜应分清寸、关、尺。

摸脉必分六部。用最敏感的指斜前端，去接触对方的脉，首先中指取桡骨部分，就知道脾胃和肝胆状况，肝气不升是经常犯的病，只要肝郁生闷气，肝气就不升。谓之"肝郁"，必生虚火，可能伤肝、生瘤、致癌。脾胃是右关，是吸收食物精微的最主要器官，关脉不行，脾胃中土就不转了。所以诊脉首先取中部以知其圆运动之虚实。

摸脉的一道重要而艰难的关卡，要练会、练好十六种不同的、但又必须在医者大脑中迅速地予以转移、综合、渗透、变化的脉象，间以问诊，予以修正、补充、想象、知觉、感受，予以深化、系统化，以迈过"知犯何逆"这道关卡。

迈过这一关很难，但必须过，这就是"系统论"当令的程序和时间段。

技不练，不精；关不过，不行。系统三论，实是一论。信息、系统、控制三论，互相渗透、转化，"大道至简""大道归一"。

医者首先以左右手中间三指，弯曲如钩、如环，完全放松地同时去摸患者的左右寸、关、尺的六部脉，首先取其整体，感知对方整体的脉，是虚，还是实？是沉，还是浮？是数，还是迟？有没有滑脉、弦脉、虚脉、实脉？以所感、所得，大致定患者的整体素质、病情、前因、后果，既有中医的形象与模糊，也有西医概念中的可能病名、症状，如：血压、血糖、胸痛、头晕等。

然后，医者以自己的单指分摸六部。

单试脉有两种方法，一种，另两个指头像弹钢琴一样抬起来一点，单独一个指头摸脉，另外那两个指头不介入、不干扰，就可以知道寸、关、尺某一脏腑到底什么情况。第二种，是医者干脆拿开手，只用食指单独摸某一部脉。

古医书上讲，"一脉独异者主病"，就是六部脉象中，如果是五个脉都平和，有一个脉特别不同，或独虚，或独实，"一脉独异者主病"，患者这脉对应的脏腑经络就有病。那么两脉独异呢？当然也主病，比如说两寸都虚得很、沉得很，病在里，主脏，就是心肺都虚，"上虚则眩"，可以用生黄芪或生黄芪加附子熬水喝，就这一两味药，就能消除这个症状。进一步治疗，则须强心，用四逆汤；补肺，用补中益气加小青龙或清肺饮类。

诊脉之初，医者以自己三指按患者寸、关、尺三部，同时摸脉，中指须准确横向对准患者左、右桡骨，以"中取"力度，寻找最合适、最准确的接触点，让医者的指端最敏感的部位，恰好在患者脉管的最上端；此时，指端需要向左或向右移动，这个寻脉的动作，谓之"中寻"。没有练"中寻"功夫，就没有后面这十六种诊脉方式与方法。

在人世间，极少数人有"反关脉"。有双"反关"，也有单"反关"。所谓"反关"，乃患者的桡动脉，"反关"在"关"部。脉跳即脉位在手背一侧，仍以其桡骨定左或右"寸、关、尺"，诊脉法与寸、关、尺所表达的脏腑、经络的信息分部，仍与正常人相同。

由于患者双脉或单脉天生"反关"，脉就未必能够被医者摸得着、摸得准。如果医者以自己的无知、无实践、无经验，而误以为患者"无脉"而开药方，则未免过度误解、误诊、误治，不合医道。

"中寻"是求尽快得到自己三个手指切入正确、精准的摸脉位置与联结。"中寻"是起始，数秒即得，不可省略。

我说的练习十六种复合诊脉功夫，开端是"中寻"，不算；整体摸寸、关、尺，浮取一次、沉取一次；取其"浮取""沉取"界限、感觉比较分明，而于此时省略"中取"。如此，合计有四种诊脉方式；继而单指、单取寸，或关，或尺，专心致志，聚精会神，左右手，六部脉，得十二种诊脉方式，相加而得，计十六种脉诊法，即：整体诊脉，浮取、沉取，左右合计共四次，单取寸、关、尺、浮、沉共十二次，总计为十六次。这是最基本的复合脉诊功夫。我名之为：中医系统脉学与脉诊。

对脉，分阴阳以为其总纲。

《濒湖脉学》已分阴阳不同脉象。阴脉较少，阳脉为多。我取其中之八种：浮、沉、数、迟，实、虚、滑、弦，或十种：再加涩、濡二脉，阴、阳尽在其中。

于中医脉学脉诊，阴阳是总纲；不单列。重中之重，就是"阴阳脉"。论而述之，乃系统中医脉学脉诊的核心。

对这八种脉：其数、迟，都可以用钟表计数，可知、可得。历来以脉数为阳脉、迟脉为阴脉，可以；但有例外，容后再述。

浮、沉二脉与虚实二脉，是名为"系统脉诊"最重要、最能定性为"阴、阳"脉的阴阳两配对的脉象。"滑、弦"二脉，略去滑脉的对应脉象——涩脉；略去弦脉的对应脉象——濡脉，单取"滑、弦"两阳脉，入我略有改动的基本八脉，算是特例，主疑难症。

这一章所述的内容，归根到底，就是两个字：一字"练"，一个"悟"。交替、重复，从"练"的过程中"悟"，从"悟"的过程中"练"。"练"得滚瓜烂熟，"悟"得深切透彻，每个段落，每句文字，务求彻底，明白。

把脉的所有手指、手掌、全身、双肩都渐得其随后的六个字：松、静、定；慧、虚、空。

前三个字，医者、患者都应该做到：体松、心静、神定；"定能生慧"，是内"慧"，虚，空是医者的"物"与"我"。

医者摸脉时，要全身放松，从肩膀到肘、手、指头，全部松弛；舌尖轻添上腭，勿以力顶，保持医者自己松弛平静、经络畅通，缓慢呼吸，以意念慢慢引导中气，隐约地、稳当地沉到"丹田"；此时，感受特灵。

医者须"敛神"，即全神贯注、聚精会神，大脑里跟手接触的部位是通的，马上会接触到对方脏腑的信息。

信息、情况，反映在医者脑海里，开始形成对患者脏腑、经络、筋骨、皮肉、大脑、神经等的知觉。此谓之："内视"，或"内证"功夫之始。

一般脉学书，讲到浮、中、沉三取，浮取、沉取在指头用力的状态差别比较明显，用来知病，进而治病。

吾意姑且请"中取"，当"观察员"，站出诊脉行列，而依前一章所述的十六种诊脉方式、方法，程序化地开始诊脉、"内视"。

诊脉而"内视"，"内视"而诊脉，有心人可以练到全过程只用一两分钟，即得真谛。医者于此之认知、意念，逐渐可以练到疾如闪电，"定能生慧"。医者到此境界由微而渐，由少而多，由略而精，由散而敛，如此才可以定名为："脉诊功夫"，或"脉诊内视功夫"。

读者们或有疑惑，怎可这么快？回答是：两个字：一个"悟"字，一个"练"字。久必得功。此功

脉诊功夫

夫属于我经常念叨的六个字："松、静、定，慧、虚、空"之中的"慧"这一段，这是另一层次，另一境界。有缘人，当有悟、练，得须日积月累，细水长流，却可得"顿悟"，不练，却难得"顿悟"。

医者意念，当迅急如闪电，快速变动，由微知著，无与伦比，此谓之"定能生慧"。

由慧返定，更难，从无意识，到潜意识，到下意识，到半意识，到有意识。《内经》谓此境界为"阴平阳秘"，可遇、可求，可到截然不同的意识、状态。

松、静、定，这三层境界、三个状态，则是医者或患者或常人练出来的，是从有意识，到潜意识，到无意识。难在由定生慧，意念自由、"阳密乃固"。

练这个程序、三种境界几个月、几年、几十年，都有可能。这是个漫长的过程，也是一个"顿悟"的过程。不练，不悟，就没有这个过程。顶多成一个"搓箭派"，却射不出"好箭"来。当可意会，却难言传。

在中医脉学、脉诊领域中，始终贯穿着、积累着医者的"松、静、定，慧、虚、空"六个层次，六个境界的功夫修炼和积淀，都有时间的融合。定脉、找位；其后，调息敛神。

这四个字，"调息、敛神"，是古人张三丰传给后代的真言。

诊脉先用浮取，以观其表，皮肤病、感冒、发热和肺病，这些大都属于表证。

诊脉先浮取，再沉取。按到底，就得脏腑信息。

沉取最重要。诊脉一定要有步骤，不能只浮取，碰一碰就拉倒。一来就沉取，按到底也不行，必须先浮取，再沉取，必有全指摸脉和单指摸脉这两个过程。

总的来说，必须首先三指浮取、三指沉取、单指浮取和单指沉取，习练脉诊，叩响脉诊"功夫"之门，也从这里开始。

摸脉越沉着、越放松，得到的信息就越多、越准，等到有了经验，一摸脉，就能知道很多信息。

医者摸脉、问诊、开方，最好一气呵成，先后宜在10分钟左右，不然不一定能够掌握到全貌。

医生的意念，久练当自然进入"慧"的层次、境界；这是一种"自然"

进程，可能包括了无数、无休、无尽、无穷的"悟"与"练"。

"定能生慧"是佛家语。诊脉即是"定"，是一种"善"定。日久必生"慧"。

意念之动、无物牵扯、羁绊，这就是"慧"。"阳密乃固"，知脉可以非常疾速。

病患信息，可分八个不断重叠、补充、转化的系统。"观其脉证"，良医脉诊可能占上一半。而今有了"出院小结""体检报告"，网上面诊、问诊、舌诊……脉诊可退减至八分之一。脉可推证，证也可推脉；其后，仍以"系统三论"贯穿庞杂之"观其脉证"、"望闻问切"、舌诊、视频……"返证推脉法"，应该可以勉强立足于一席之地，可尽一分之力，可获一得之见；八分之一，五分之一，还是二分之一？都可行，都可能。

患者患呼吸道疾病，不摸其脉，泄痰可以、止咳可以、治鼻可以、补肺也可以，"五脏六腑皆令人咳"。但是下面呢？起码就不知道该怎么补，到底是补脾，补肾阳，补肺，还是补肾阴？我就曾经有过迷茫与困扰。

患者仅仅打个电话说头疼，西医可以吃止疼片，但是中医不行，因为痛在前额，是阳明胃经；痛在头顶，当究之于肝经；痛在太阳穴，属胆、属血；痛在肩背、后脑，用葛根汤加味。全头脑疼又不一样。疼时，按揉舒服，血虚头痛为多；按起头痛处，不能碰，又不同，那就是实痛、外伤痛。

有些药，过了春分再吃，因为立春仅仅是阳气萌芽，刚刚开头，其阴未消，到春分即可；过了清明，更好。

在可能面诊条件下，对患者，"未患者群"，健康的男、女、老、少的脉和证，不宜偏废。其理论基础，在于信息论、系统论和控制论，三论一体。这三论，在中医药领域表现得最充分、最完整。

中华文化、传统生命科学与中医药本身，就是系统缠绕，其中，就大有可能夹带着量子缠绕现象。有模糊、含变化、运动中的科学，无时不在，无处不在。

西医不能看重某一个时间验血的结果，因为血是那时验的，已把它固定化。量子力学里的测不准原理，说的就是：测得准量子速度，就测不准其位置；测得准其位置，就测不准其速度。看到检验结果时还是抽血时那个血常规吗？只能说参考值。所以，几乎所有的化验单，都给予范围，比如说转氨酶（ALT、AST）0~40，那么，得其结果为2、5、14、22都合格。属于模糊数学领域。

模糊与混沌，也是一门学问。哪里想到，3000多年以前，中国的老子、庄子道家学说已经讲透了这门"大学问"。

西医的指标、量化，就是科学的说词吗？有没有似科学、非科学的成分和构成？有的。

具有科学性、真实性的指标与量化，大体符实运动过程之中，必有相对论、量子力学的精髓与规律相共存。给出其正常范围，第一，承认有变动；第二，承认有范围，即承认模糊；第三，供参考。

脉学、脉诊和疾病证候，本是一体，传递的信息，也为一体，不孤立。头痛吃止痛片，这是孤立的办法，有没有别的原因、别的办法？有，可麻醉神经，使头不疼。也有解除其病因，使患者不再头痛的办法。中医药的个体化、个性化规律、方法和对策，会不会更多一些科学性呢？

病因是一个复杂系统，可寻、可析、可知、可变，可转化、可消除，路径清晰，成果在望。疾病因治疗得当而回头，癌细胞、癌肿都可转化为正常细胞，这是另外一个领域的研究课题。

脉象有七要素，即脉位、脉体、脉力、脉率、脉律、脉幅、脉形。所有纷杂之脉，皆由此七要素组成。而七要素的变化，根源于气血、脏腑、阴阳、经络、生命的变化。

浮主表、沉主里，而浮主风，沉又主水，到底主什么？就要分析。当以脉象七要素为据，不应只以至数为凭。

古语云："中医难，难在识证。"识证的关键，在于脉诊与识证综合交替分析。

脉诊可以起始定性、定位、定量、定势，逐渐形成了以脉证两诊或"望、闻、问、切"的诸诊为螺旋形探索、检验真相的步步深入进程，才能"知犯何逆"，是一种辨证论治的思维方法。

临床辨证，虽曰四诊合参，但四诊的权重不同。不同时间、不同病情、不同状况、不同对象，还有千变万化，还有模糊、混沌。

医者"望而知之谓之神"，望什么？望神、望色、望形、望态、望舌？都可以，更要望信息与系统，但都是"部分"，从"部分"引导进入更巨大的系统，或更微细的系统，还未必是整体；都是入门，都是起始，都是螺旋线的过程中之一小段、一小块，不是单一或唯一的定论。

医者摸脉，可知疾病的阴阳性质、走向、趋势。

《内经》云："微妙在脉，不可不察""气口成寸，以决死生"。

很多疾病的性质，其吉、凶、顺、逆，可以脉诊，内容非常丰富。

《难经》中论脉的篇幅，约占全书的1/4，确定了寸口诊法，并予以全面论述，遂为后世所宗。

仲景于《伤寒论》开首，即设《平脉法》论脉专篇。很多疾病，都有相似的临床表现，可以归属为"症候群"，但病机，又各不相同。因而一病之中，有若干证，亦有若干脉。

证是如何确定的？仲景谓之"脉证并治"，是依脉的变化，来确定证，以证的联系，来探索脉？

证即疾病某一阶段的病机总和与分部。法依病机而立，方依医法而出，这就形成了完整的以脉证为骨干的信息聚集与辨证论治体系。

纵观《内》《难》《伤寒》《金匮》及历代名家所论及医案，无不以脉证为重。

一个病证在身，可见多种脉象，一种脉象又可见多个证候，难以单凭诊脉，就准确描述患者症状。

《脉学辑要》说："安可以万变之症，预隶于脉乎。"此言有理。作为一个普遍规律，以脉定证，不可取。

脉诊的运用，在望、闻、问的辨证基础上，获得对该病的初步印象，同时进一步地反复诊脉，判断疾病的性质、病位、病势及程度。有时，先知病证，以脉证之，可以；先取脉象，再寻各证，也可以。

《脉学辑要》说："已有此证，当诊其脉，以察其阴、阳、表、里、虚、实、寒、热，而为之处措。"反之，以脉诊入手，"已有此脉，当核其证"，也正确。螺旋形深入，螺旋形认知。

四诊应用，重在辨证，有综合亦有分解，心中时时有寻求、有探索、有肯定、有否定。一浪赶一浪，一轮转一轮，螺旋形深入，以求病证之真。以"知觉功夫"得真，以"内视功夫"厘清诸多系统，才能"知犯何逆，随证治之"。

脉诊，在若干疾病的诊断中，有时起决定作用。多数占50%~60%的分量。"观其脉证"，脉证二者不是平分秋色，一半对一半；也不是四诊各占望、闻、问、切，是四诊在诊断过程中运用的程序，交错变异，重叠转化，始终在极具复杂性、开放性的非线性系统运动过程中，而不是重要性的先后排列，更不是所占分量的比例数。

中医的完整诊断，可能概括为"四定"，即定性、定位、定量、定势。

《伤寒论》第140条："太阳病下之，其脉促，不结胸者，此为欲解也。脉浮者，必结胸。脉紧者，必咽痛。脉弦者，必两胁拘急。脉细数者，头痛未止。脉沉紧者，必欲呕。脉沉滑者，协热利。脉浮滑者，必下血。"

五六个"必"字，干脆利落，一言而决。以脉定证，如此决断，竟无一丝一毫犹疑，脉证合一，那是一定的。

《伤寒论》第27条："太阳病，发热恶寒，热多寒少，脉微弱者，此无阳也，不可发汗。"发汗伤阳，邪即内陷，凶。

疾病的性质，无论寒、热、虚、实，都可以在脉象上得到反映。反过来，就可根据脉象以推断、验证疾病的寒、热、虚、实。

就一般规律而言，证实，脉亦实；证虚，脉亦虚。以脉之无力、有力，寻其脉证虚实，这就是医者对疾病性质的基本判断、基本定性。再进一步排列组合一番：实热、虚热，实寒、虚寒。

对一些危重、复杂疾患的患者，或症状较少、缺少足够辨证依据的患者，或症状特多，令人无从着手的患者，更要依据脉诊六部，分脏腑、经络来分析与判断前因后果，其疾患之来路与去向。

一患者后脑头痛4日，不可揉触，别无他症，随诊的实习研究生以为是外感，建议处以辛凉解表剂。诊其脉双尺均洪实，寸、关反沉细偏虚，头眩气短，病不在表，实邪不在阳位，不属阳，不可用辛凉解表，拟诊为相火旺，淫于膀胱，沿膀胱经上传灼而后头痛，询问小便，色黄近于浓茶，用知柏地黄汤，加重知母用量，1剂而愈。

另一患者，患前额痛50余年，二便正常，别无他症，自少年居住家乡湖南时即反复发作，后移居珠海，经中、西医百治不愈，诊脉右关独洪实，口臭多年，诊为阳明胃经积热，胃火消食，径用粳米半斤，煎米汤下生石膏、知母各60克，炙甘草20克，中剂白虎汤，口臭、额痛皆得消除，1剂知，2剂断根；已康复10多年，至今无任何反复。

以上两个病案，都没有用系统连锁药方，都是："一脉独异者主病"，经年而无传变，亦属异数。

疾病的性质与轻重程度，是个既模糊又确切的概念认知。不明确病情性质和轻重，就无法确定适当药物及用量，病重、药轻，不成，病轻、药重，也不成。疾病的性质与轻重，可以从脉上来判断。

病势，即疾病发展变化的趋势。这种趋势，无非是三种情况：一是逐渐好转；二是邪正相持，病情、病势不变；三是恶化，病情加重、传变，缠绵至死亡。

病势，即医者对疾病转归与预后的判断，至关重要。

疾病不是静止的，有性质、病位、程度上的不断转化和传变。这些变化，决定疾病的转归和预后。医者宜胸有全局，预测全面与全程。

在疾病过程中，病因不断变化。此病可能变为彼病，互为因果。疾病可由阳证转为阴证，由实证转为虚证，由热证转为寒证，或反之。种种变症，亦可依据脉象判断、调理。

根据脉象的相应变化，可以判断病位的改变及其趋势。《伤寒论》第4条："脉若静者为不传，脉数急者为传也。"传病，标志病位将由浅入深，由表入里，病势加重。温病热入营分，热邪内陷营阴，脉沉细数急。适当治疗后，脉由沉位而外达于中位、浮位，脉细数逐渐变为实数，则标志血分营热已透转气分，病位由深转浅，由里透外。脉可验证，证可验脉。"病之来路，即是病的去路""善治者治其皮毛"。

疾病轻重程度的改变，亦可据脉判断。

《伤寒论》第4条，太阳病脉由数急到平静，病情减轻；脉静转数急，则病情加剧。

对疾病预后的判断，经常疾如闪电，意念一动，灵机即生；也可以感应与倚重脉象。

历代文献有很多关于脉的吉、凶、顺、逆、真脏脉、怪脉，有无胃、神、根等论述，对疾病预后有重要价值。清代著作《医宗金鉴》中有许多脉学奇效的记载，姑妄读之，聊作参照罢了。

"舍脉从证"与"舍证从脉"的问题，历年有不同体验。概而言之，我认为脉无假，关键在于是否识脉，是否懂得与掌握客观存在着的脉与证之间的"时间差"。

多数患者的脉与证之间的时间差，少则几分钟、十几分钟，多则十几年、几十年。"此事古难全"，多少皆自然。

任何一种脉象的出现，都有其必然的生理、病理基础与条件，都反映了一定的生理、病理现象的改变。草率归之于假脉，舍而不论，或论而不真，恐怕都不够科学。

所谓假脉，无非脉证不一，阳证见阴脉，阴证见阳脉；表证见里脉，里证见表脉；寒证见热脉，热证见寒脉；虚证见实脉，实证见虚脉。这些与证不一的脉，不仅不假，恰恰反映了疾病的本质及其过程、转化。

阳证见阴脉者，阳极似阴也。例如阳热亢极，反见沉迟、涩、小、细等似阴之脉，此为火热闭伏气机，气血不得畅达而出现的阴脉，说明火热郁伏之甚，并非假脉。阴证见阳脉，阴极似阳也，如阴寒内盛格阳于外，脉反而浮、大、洪、数似阳之脉，说明阴盛之极也。

浮阳外越，六脉似洪实，唯沉取，一无所有。此脉病在垂危，急用来复汤加重参附，否则恐致无救。

张景岳说："虽曰脉有真假，而实由人见之不真耳，脉亦何从假哉。"

《医论三十篇》云："舍脉，乃脉伏从证，不得舍，非脉有象而舍之游。"所谓舍脉，只有脉因邪阻而闭厥，无脉可据时，此时不得不舍脉从证。除此之外，只要可摸到脉象，就不存在舍弃。"如停食、气滞、经脉不行，或塞闭气机，脉伏不见，惟据证以为治。"

脉象有变化，医家将其分为二十四种脉、二十七种脉，还有怪脉、绝脉、死脉、异脉、真脏脉、阴阳脉。

两手脉可各不相同，寸、关、尺三部亦可各异。除单脉外，又有很多兼脉、复合脉，纷纭繁杂，难于掌握。

医者临诊，如何执简驭繁、纲举目张？历代医家都做过许多有意义的尝试，将脉分为阴、阳，以浮、沉、虚、实为纲，或浮、沉、迟、数、虚、实为纲，亦有将浮、沉、迟、数、虚、实、滑、涩，合为八纲者。

张景岳提出以虚实为纲。曰："千病万病，不外虚实，治病之法无逾攻补。欲察虚实，无逾脉息。"又曰："虚实之要，莫逃乎脉。"

景岳这一见解，与《内》《难》一脉相承。

《素问·调经论》曰："百病之生，皆有虚实。"《灵枢·经脉》曰："其虚实也，以气口知之。"《灵枢·逆顺》曰："脉之盛衰者，所以候血气之虚实有余不足。"《难经·六十一难》曰："诊其寸口，视其虚实。"

我执脉、察脉已经 60 多年，久而久之，经常取"虚实"为纲，另加"滑、弦"两脉，或"滑、涩、弦、濡"四脉，深以张景岳承《内经》此说为然。

脉的虚实，当以沉候有力、无力为辨。

沉候为本，沉候为根，沉候的有力、无力，才真正反映脉的虚实、脏腑经络之阴阳。对此，《内经》及后世医家都有明确的论述。

《素问·至真要大论》曰："帝曰，脉从而病反者，其诊何为？岐伯曰，脉至而从，按之不鼓，诸阳皆然。帝曰，诸阳之反，其脉何为？曰，脉至而从，按之鼓甚而盛也。"

对这段经文，张景岳阐述得很清楚。他说："脉至而从者，为阳证见阳脉，阴证见阴脉，是皆谓之从也。若阳证见阳脉，但按之不鼓，指下无力，则脉虽浮大，便非真阳之候，不可误为阳证，凡诸脉之似阳非阳，皆然也。或阴证虽见阴脉，但按之鼓甚而盛者，亦不得认为阴证。"

他指出，即使临床表现为一派阳证，浮取脉亦为洪数的阳脉，但只要按之不鼓，指下无力，就是阴证、虚证。即使临床表现为一派阴证，脉见沉、迟、细、涩等阴脉，但只要沉按之鼓甚，便是阳证、实证。

《医宗金鉴》指出："三因百病之脉，不论阴、阳、浮、沉、迟、数、滑、涩、大、小，凡有力皆为实，无力皆为虚。"

《脉学辑要》云："以脉来有力为阳证，脉来无力为阴证。"

《医家四要》云："浮、沉、迟、数，各有虚实。无力为虚，有力为实。"

脉的形成原理，乃气与血。脉乃血脉，赖血以充盈，靠气以鼓荡。

《医学入门》云："脉乃气血之体，气血乃脉之用也。"所有脉象的诸多变化，也都是气血变化的反映。气为阳，血为阴。气血的变化，也就是阴阳的变化。

《素问·脉要精微论》云："微妙在脉，不可不察。察之有纪，从阴阳始。"虚、实、血、气、阴、阳，是打开脉学、脉诊迷宫的钥匙。

《脉学指南》云："上古诊脉，如浮、沉、迟、数等，名目不多，而病情无遁。后胪列愈伙、指下愈乱，似精反粗，欲明反晦。盖求迹而不明理之过也。"

《诊家枢要》亦云："得其理，则象可得而推矣。是脉也，求之阴阳对待系统之间，则启源而达流，因此而识彼，无遗策矣。"

以辩证的观点，动态地辨脉，各脉不是孤立的、静止的，而是互相联系，有着不断的动态变化。掌握了这种动态变化的规律，就可活泼地看待各种脉象，守绳墨而废绳墨，可以驾驭整个疾病进程及脉象的各种变化。

气机郁滞，气血不能畅达以鼓荡血脉，随郁滞的程度不同，脉可逐渐转沉，进而出现沉、弦、迟、涩、细、短、结、伏，由阳入阴，趋向脉厥。

《脉经》对脉学做了专门的、系统的整理与阐述，提出二十四种脉，并对脉象做了较严格的界定，对后世影响深远。

后世医家在《脉经》二十四脉的基础上，又增加了许多种脉，分别提出二十七种脉和三十四种脉。

张景岳提出正脉十六种，有浮、沉、迟、数、洪、微、滑、涩、弦、芤、紧、缓、结、伏、虚、实，而将《濒湖脉学》中的长、短、濡、促、代、散、牢、革、细、弱、动十一部脉删去。

《濒湖脉学》较《脉经》增加了长、短、牢三种脉象。

古代医家筛选、制定的二十七种常用脉象，是一个严谨而科学的组合，每一种脉象都有一定的针对性，其诊断作用不能互相替代。其中，任何一种脉象的脉形规范和实际意义被埋没或被误解，都会影响医者对脉象的诊察，甚至影响脉诊的适用范围和诊断作用。因此，二十七种脉象中的任何一种，似乎都不宜偏废，必须熟练掌握常用脉象的诊察技术。

在诊疗实践中，一般是以二十七种常用脉象及其相兼脉概括临床错综复杂的脉象变化。因此，医者必须弄清，每一种脉名是诊察寸口脉哪一方面的变化。否则，对脉象的诊察，就缺乏依据。

滑、涩二脉，都是诊察脉的流利程度，若不明确这一点，对滑、涩二脉的诊察，就没有针对性。

脉的变化，包括很多方面，比如：脉体的大小、脉的长短、频率、脉位、节律、气势、张力、幅度、流利程度、和缓程度等。错综复杂的脉象，主要是这些方面发生变化。

古代医家筛选、制定的二十七种常用脉象，就是针对这些方面的变化。其中，由一种条件构成的脉象，针对一个方面的变化。由两种或两种以上条件构成的脉象，针对两个或两个以上方面的变化。常用脉象再加相兼脉，基本上概括了对脉象进行诊察的主要内容。

对错综复杂的脉象进行诊察，可以掌握至少八种常用脉象的诊察方法，这是诊脉的入门技术。

最简便的方法是：根据每一种脉象的构成条件和脉形规范，熟识八种或常用脉象，分别涉及寸口脉哪些方面的变化。然后，按脉象的构成条件，对寸口脉相关方面的变化，逐一进行诊察。

张景岳整理、归纳的十六种脉象，比二十七种常用脉象，更为精炼。我常用于诊脉的八种或十种基本脉象，辨总脉为阴脉或阳脉，为重中之重。好在《伤寒论》等经典医籍，都已分清全部阳脉与阴脉，查阅即可。

近年来，中医院校教脉学脉诊课，定八脉对应八纲，其中，阴阳两种脉，是担纲之脉，不能与虚、实、数、迟之类脉平列，先请上坐。数、迟两种脉，有钟有表，一两分钟，就得确数；以呼吸几至定迟数，医者呼吸一息长短，既不准确，又有缠夹不清之虑，本可删除，以多年入列而"留用"察看，聊为参考，重要的甾住浮、沉二脉，候表、里，虚、实二脉，候虚、实，留用迟、数二脉，候寒、热，起用滑、弦二脉，候痰湿、壅堵，以及肝胆、诸病，还是八种脉象。

这八种脉象，是我自己整理、归纳的诊脉"团队"。滑、弦二脉，都是阳脉。冒然引入八脉，未免唐突离谱，但不得不请进来，是由于这两种脉，最有中医文化特色，皆是临床常见，尤其是各种疑难重症、垂危疾病最常见的脉象，必须急待治疗的脉象，也是全球现代化西医院、医生对之还处于拎不清境地之脉象。如：痰、湿、水、饮，猝死、心血管、癌瘤前期，等等，都在滑、弦二脉的制约之下。

对滑、弦二脉的研究与应用，须求助于《内经》《伤寒论》等典籍的智慧与经验，可能成为解决若干世界性医学难题的钥匙。

脉之阴阳

《内经》曰："平人者，不病也。"

"平人气化"，是人类生命过程中的一种状态、一种境界，是指人体正常的气机运行变化，在"气化神""阴平阳秘"、生物能量场和身体、脏腑器质的平衡、转化、震荡正常范围内。

"平人气化"，从体、象、神、用这四个方面，建立平人的气化常态、标准。

标准者，常也。常者，定也。

《素问·气交变大论》曰："夫五运之政，犹权衡也，高者抑之，下者举之，化者应之，变者复之，此生、长、化、收、藏之理，气之常也，失常则天地四塞矣。"

老子《道德经》第五十五章曰："含德之厚，比于赤子。毒虫不螫，猛兽不据，攫鸟不搏。骨弱筋柔而握固。未知牝牡之合而朘作，精之至也。终日号而不嗄，和之至也。知和曰常，知常曰明。"

这番形容，这种境界，叫作"婴儿状态"。

《道德经》第十六章说："夫物芸芸，各复归其根。归根曰静，是谓复命。复命曰常，知常曰明。不知常，妄作，凶。"

"常"：就是体、象、神、用，"四家村"平衡震荡态。

《易经》曰："天行健，君子以自强不息。"天是体，含象；健是神，含用。

"坤其道顺乎，承天而时行"。坤是体，含象，顺是神，含用。

《内经》曰："阴阳者，数之可十，推之可百。数之可千，推之可万。万之大，不可胜数，然其要一也，天地阴阳者，不以数推，以象之谓也。"这就从哲学高度讲明白了人类生命、健康、疾病、治疗、康复……在任何方向、任何领域、任何系统，有着无以数计的联结、重叠、转化……"天地阴阳者，不以数推，以象之谓也。"此语，与今日量子力学理论之"测不准原理"相类似。

世人所熟知的"量化""术数"，即在"平人气化"的体、象、神、用这"四家村"中。

体、象，为物质，神、用，是能量场，阴阳俱备，平衡震荡。

中医药领域内，何尝没有量化、术数？然而也有"测不准"的情况，成千上万，不在话下；但几乎都在医者意念中。缓则滞，密则固，却可泽润旁枝，急则迅如闪电，非常人所能想象者。此即几千年前"以数推，以象立"之谓。

《易经》以象立论。"易有太极，是生两仪，两仪生四象，四象生八卦，八卦定吉凶，吉凶生大业。是故法象莫大乎天地，变通莫大乎四时，悬象著明莫在乎日月""圣人设卦观象，系辞焉而明吉凶"。

人类的一个成熟文化体系，即大乘佛学，更是汇合体、象、神、用这"四家村"。

《般若波罗蜜多心经》中体现了大乘佛教的核心智慧，"色不异空，空不异色，色即是空，空即是色。"体是空，象是色；神是空，用是色。

唐·孙思邈在《千金方》中述"大医习业"：盼熟读"内经"。此处的内经，指佛家的"内典"。"不读内经，则不知有慈悲喜舍之德"；"慈悲喜舍"，佛家的"四无量心"。

《素问·至真要大论》曰："平气何如？岐伯曰：谨察阴阳所在而调之，以平为期。"

《伤寒恒论》曰："用姜附亦必究其虚实，相其阴阳，观其神色，当凉则凉，当热则热""医道虽繁，而可以一言以蔽之，曰阴阳而已"。

《素问·金匮真言论》曰："精者，身之本也。"生病就是"其气必虚"，"其气"，即是"精气"，精为物，体、象存；气为能量场，神、用备。

《素问·阴阳应象大论》曰："阴阳者，天地之道也。……治病必求于本。"

《素问·调经论》曰："人之所有者，血与气耳。"

《素问·阴阳应象大论》曰："水火者，阴阳之征兆也。"水属肾，肾主蛰，精之处也；火属心，行血气也。

清代郑钦安在《医学真传》中讲："乾分一气落于坤宫，化而为水，阴阳互根，变出后天坎离二卦，人身赖焉。"

气血流通，人体会处于正常健康或康复的状态。心属离，肾属坎，坎中一阳，离中一阴，水火既济，阴阳转化。功夫全在阴阳上体现。

中医脉学脉诊之本，在阴阳，"以平为期"，六脉平和，"平人无病"。

《素问·至真要大论》曰："必先五胜，疏其血气，令其调达，而至和平。"

阴阳脉，左三部脉，为三阳脉或三阴脉，右三部脉，完全相反。主疑难重症，包括癌症前期十多年。我更析之，名癌症三阴脉：阴聚，阴结，阴实。

倪海厦先生已经直指癌肿于人，无论癌位，概为"阴实"。李可先生认可此说。我在"阴实"之过程前段加上"阴聚"和"阴结"，定为三阴，并提出"癌母"假说。有"癌母"在，才有癌细胞之聚集过程，才有"阴聚"。以阳、气药或综合血药补阴脉相对应之脏腑，"以阳化阴，以平为度"，如此这般，大部分各式各样的阴阳脉，都可能调为平人正常脉，从而消除发展为癌症、心脏病、猝死的概率。

根据 ICD-10（International Classification of Diseases-10，国际疾病分类第十版），目前西医的疾病种类及亚类细目，有一万三千多种。其病名，多是以病原体、解剖部位、病理、理化因子等物质要素予以定称。中医疾病种类，在《伤寒论》中分为六种病：三阴、三阳；太阳、少阳、阳明，少阴、太阴、厥阴。中医有"六经钤百病"，含六经传变，含兼病。如果再加上《金匮要略》中所说的数十种病，加起来也就是五六十种，驭繁就简，自成体系。

那么，问题来了：西医认为目前有一万三千多种疾病（一说有二百多万种疾病），张仲景却只将疾病分为六种，那么传统中医是用什么方法来认识这个问题，得到这个理论的呢？

两个字：阴、阳。

从脉、证两个方面来看、来说，阴阳震荡、转化、趋平就带出来一个重大的医疗过程中自愈机制的"体、象、神、用"，就是自在、自为、自组织、自转化的系统理论与现实。

中医治病道理、原则，是阴阳"以平为期"，是"实则泻之，虚则补之"。医者对患者，其治则必先祛其邪，通达血脉，而后调脉、理证，即"无问其病以平为期"。

《伤寒论》曰："凡病，若发汗，若吐，若下，若亡血，若亡津液，阴阳自和者，必自愈。"

"阴阳自和"者，系统自组织功能运作有效也，乃人体内外诸多系统自组织作用趋向平衡、转化、震荡之谓也。中医说证、说脉，"以平为期"，一言而解百惑。

1700多年以前，张仲景就说到"自愈"。比现代化科学，大至宇宙，小至基因，发现自在、自为、自组织圆系统或螺旋性运动过程与规律，早了1700多年。

近百年来，现代化西方医学才开始发现、讨论、研究了人类疾病的"自愈"功能。

"自愈"，就是"自组织"，哲学名词，"场论"现象。

医生治病，方向是：趋向并保证患者"血气通调"，是为先手，人的生命机体便趋向于得其自然运动与生化状态，疾病可能自愈。此即人体生命的自组织功能。

"夫脉者，血之府也""诸血者，皆属于心""心者，生之本，其充在血脉""手少阴心经气绝，则脉不通，脉不通则血不流……"指明脉为血脉，其源出于心，而脉搏是心功能的具体表现。脉搏与血管的缩、张有关，所谓"壅遏营气，令无所避，是为脉"。这是说血液来时，壅遏血管，则脉管必然扩张，血液过后，则脉管回缩；其脉管的一张一缩，引起波动，是产生脉动的一大因素。再加上血的流动，以及脉气的推导，所谓"脉乃血脉，气血之先，血之隧道，气息应焉……资始于肾，资生于胃。阳中之阴，本首营卫。营者阴血，卫者阳气。营行脉中，卫行脉外。脉不自行，随气而至。气动脉应，阴阳之谊。气如橐籥，血如波澜。血脉气息，上下循环"，阐述了血在脉中随气运行，以及脉搏的产生是资始于肾间动气、资生于胃中谷气。此其真也。

心脏、血管、血流、脉气四者结合，形成血行往复，脉动不息。

《灵枢·脉度》指出："阴脉荣其脏，阳脉荣其腑……其流溢之气，内溉脏腑，外濡腠理。"脏腑生理发生变化，便会影响血液的正常运行，脉动亦必发生变异。

在机体内脏之间以及与外界环境之间保持相对平衡的时候，脉搏的跳动，就会不浮不沉，不疾不徐，充盈匀整，节律调匀。

医者一息，患者脉四至，是为常脉，表示机体生动活泼、健康无病。如机体遭受外邪、内伤的侵扰，致使相对平衡遭到破坏，脉象遂起变异。

细脉的形成，由于气血不能充盈鼓搏血脉，致脉细。

《伤寒论·辨脉法第一》曰："阴阳相搏名曰动。"

阴阳相搏有二，一是阴虚阳搏；一是阳亢搏阴，二者一虚一实。

冠心病，属中医瘀血型者，出现寸动如豆，寸涩若滞，或从阴化或从阳化，尤多见于左寸。此动、此涩，常因瘀血、血亏、心弱、肝郁所致。

《素问·阴阳应象大论》曰："阴在内，阳之守也；阳在外，阴之使也。"阴静阳躁，阳是动的，往外动者，宜密；阴是静的，往内敛者，宜平。从阴阳论，是外阳内阴。体表属于阳，内脏属于阴；六腑属于阳，五脏属于阴。"阴平阳秘"，是平人态。脉亦同理、同象。

阴和阳，常在对比中定性。形象文字，模糊术数，各自选择"符号"，予以替代，不伤大雅。唯独在当世，从哲学、生化、物理高度，沟通中西医学构成的生命科学领域、医疗领域内的"体、象、神、用"、物质与能量场这一对"哥俩好"的通称或通识，还是阴阳。症候群的核心与架构，亦是阴阳。

《素问·生气通天论》曰："凡阴阳之要，阳密乃固。两者不和，若春无秋，若冬无夏。因而和之，是为圣度。故阳强不能密，阴气乃绝；阴平阳秘，精神乃治；阴阳离决，精气乃绝。"

"精"，物质；"神"与"气"，能量场。

《伤寒论·平脉篇》曰："脉病，欲知愈未愈，何以别之？答曰：寸口关上尺中三处大小浮沉迟数同等，虽有寒热不解者，此脉阴阳为和平，虽剧当愈。"

寸关尺三部脉同等，没有异脉出现，即为平和脉，即为"平人气化"。虽有重病、剧痛，"当愈"。

《素问·脉要精微论》曰："夫脉者，血之府也。"所以切脉即为探查人体气血之所在与状态，然后按照"泄有余以补不足"的规律，补虚祛实，使得人体阴平阳秘，"精神乃治"，其病则愈。

卢崇汉先生强调，用桂枝法与四逆法的目的，就是保证气血的通调。从"用"上说，血气通调，是保障人体健康或康复的基本条件。

什么是"调"？《说文解字》曰："调者，和也。"

《素问·阴阳应象大论》曰："阳为气，阴为味。味归形，形归气，气归精，精归化。精食气，形食味，化生精，气生形。"描述了"味、精、气、神"四者之间复杂的转化关系。此中包含着精化气、气化精两个方面，相反相成。

《素问·八正神明论》曰："血气者，人之神。"《灵枢·平人绝谷》曰："神者，水谷之精气也。"《素问·六节藏象论》曰："心者，生之本，神之变也。"《素问·天元纪人论》曰："道生智，玄生神。"

"道"是中国传统文化中最高的本体概念。"道生智"，智，是知的后起字。

"道可道，非常道；名可名，非常名。无，名天地之始；有，名万物之母。故常无，欲以观其妙；常有，欲以观其徼。此两者同出而异名，同谓之玄，玄之又玄，众妙之门。"

"凡阴阳之要，阳密乃固。"这句话，重要之至。几千年来，却没有什么人、什么书，于此大论而特论、深论，未免为憾。

脉属体、象，蕴神、用。

在脉学脉诊上，必然契合气血、脏腑、经络之"体、象、神、用"。所谓体、象、神、用，"玄之又玄，众妙之门"，即是中医脉学、脉诊的真实、真相、真理。

传统中医药的精髓，是"道"，是阴阳，是哲学，是无处、无往、无时不在的阴阳平衡震荡态，是中庸。取本人行医与病者的脉证相接、相通，得信息，转而"系统"，继之以"控制"，起终皆返回整体。此即张仲景十二个字的"众妙之门"——"观其脉证，知犯何逆，随证治之"。

在中医脉学脉诊领域中的"平脉"，即"阴平阳秘"，此人没有病。"平人"的脉象，震荡的范围小，百毒能不侵其体，百邪可不扰其神，乃成"平人"，可"百岁乃去"，一笑而逝。

李时珍在《濒湖脉学》中已经划分了阴脉与阳脉。浮、沉、迟、数、滑、涩、虚、实、长、短、洪、微、紧、缓、芤、弦、革、牢、濡、弱、散、细、伏、动、促、结、代。

对任何人，包括患者与"平人"，取其寸口六部，脉、证与同一人的体、象、神、用，是浑然一体的巨系统群。未臻"平人"，患者应有"病脉"，例当六脉"以平为期"。平脉其变，主病、主证、主治、主势、主命，有"过与不及"两端：趋正、吉，或趋邪、凶。

脉不平，趋凶。在多种病脉中，有一种具有特殊性、可知性的脉象：阴阳脉。

医者可遥测其病、其证、其势、其预、其治。其识、其治，为体、象；含神、用，能断生死，亦可起死回生。对其决策与选择在医者，在病家，在环境，在条件。

阴阳盛虚、离绝知生死。关前为阳，关后为阴。关者，阴阳之关。临床常见上盛下亏之人，两尺脉不足，两寸脉有余。再如右寸滑而不足，尺脉反浮弦无力，必是元阳亏损重症。《伤寒论·辨脉法第一》曰："凡脉大浮数动滑，此名阳也；脉沉涩弱弦微，此名阴也。凡阴病见阳脉者生，阳病见阴脉者死。"以同一患者症、脉之间，"阴阳分离"，趋势亦当是"精气乃绝"。

《伤寒论》中这几句话，以阴阳明辨脉证。"阴阳离决"势盛，必断生死，"精气乃绝"是也。

左右脉象，以阴阳辨，左阴右阳，或左阳右阴，并有阴阳分离之势，继而不得返者，主癌症前期至晚期之"未病""未治"的不同阶段；右寸阳脉、左寸阴脉，亦有"阴阳离决"之势，主猝死、心脏功能衰退之病的前期与晚期。患者脉象，各主其未来病患趋势与其结局，乃"本气自虚，邪必凑之"古训之体现。

病脉比之于证，有时间超前的"体、象、神、用"，未雨绸缪，在医者与患者则明白脉证"时间差"之现实与规律，掌控时机、因势利导。是为"治未病"，是为"上工""上策""上选"。

患者得阴阳脉，识阴阳脉，治阴阳脉，乃从医道、病理来，亦从实证、"量化"来，是模糊数学当家，是不等式计量化。

我将这种脉的前瞻性的时间段，定为三年至十五年。

定此时间段，是一种趋势，也是一种必然，同时具有模糊性、术数性与预测性的时间段，源出于我六十多年的临床经验与研究。

预测，不可以拍脑袋凭空假设，得须利用模糊数学与量子力学测不准原理划范围，定趋势。

"阴阳离决，精气乃绝"，这八个字出自于《内经》。"精"字，含体、象；"气"字，含神、用。"体、象、神、用"，字字分明。

阴阳脉可预测疑难重症的"未病前期"。

如是我言，这是脉与病的时间差，不是脉与证的时间差。之所以如此，因为"阴阳离决"四字之中，后两个字是一个时间变异过程、转化过程。以右阳、左阴脉象看，右趋阳，由"平"而"亢"、而"洪"、而"滑"，左趋阴，由"平"而"细"、而"沉"、而"虚"，绝非一朝一夕可致，都需要过程，需要时间。短则数月，长则多年。

"决"，乃"决绝"，难拐弯，难回头是也。"离"，是一段时间，"决"，又是一段时间，都要时间；亢变，或者消磨，各走各的路，阴、阳殊途，山高水远，过犹不及。

一侧三部脉，亢进，趋阳，乃"过"；另一侧三部脉，沉虚，趋阴，乃"不及"。过犹不及，同为个体患者，左右对比阴阳脉象并存、反向，一定时间段以后，阴阳离决，恐非人心、人力所能挽狂澜于既倒者也。

阴阳脉及其势、其变，可测吉凶，可决生死。左右六部脉象，阴阳分明，才能被称为"阴阳脉"。

倪海厦先生说过：癌体即"阴实"；孙秉严先生治癌，用芪、参、术、附、桂、姜；兼桃仁、红花；李可先生与扶阳学派用四逆、麻、附、辛，用阳和汤、三生饮加炒白芥子，皆主用阳药、热药，其缘由，羚羊挂角，有迹可循。阴实当前，不得不然也。

六十多年来，我对阳阴脉之见、之用，缘于二十世纪六十年代之癌症患者。其后，我命名三阴脉为：阴聚、阴结、阴实，与现代化西医学对分类、分部位的癌肿细胞发展为癌实体重症的基本病理程序阶段相同或相似：由始而渐、由散而聚、由聚而实。从阴阳脉中的阴三部，大抵可知癌肿之体位所在。如右脉三部全阴，对比左三部阳脉，主肺癌、胃癌等；左脉阴，主肝癌、胆管癌等。

尤有进者，不以左右手各自脉象阴阳分离为限，间以单脉、表里……

出现阴阳脉象分离、甚或"离决"……那就大可研究。

右寸阳、左寸阴，阴阳分离，多为猝死脉；右寸阳、左尺阴，阴阳分离，多主高血压、糖尿病等内分泌疾病；右关阴、左关阳，肝木克土，多主胃和十二指肠溃疡、胃炎（尤其是萎缩性胃炎）、胃癌等疾病；两寸阳、两尺阴，上实下虚，上热下寒，多主头脑、七窍疾患、各种妇科疾病、不孕症、子宫颈癌、膀胱癌、肾癌等，以及用傅青主"引火汤"、郑钦安"潜阳封髓汤"、卢崇汉"引龙潜海法"通治多种疑难病症。

浮取六脉阳脉，沉取阴脉，其势近乎"离决"，浮阳外越，冷汗淋漓，双目反吊，死亡可能在顷刻之间。命悬一线之危急重症，主用救心汤、来复汤急救。如此等等。

脉学脉诊，进入癌症、猝死之预测病势、治疗、预防、生死，有利于治全程、有利于"治未病"，有利于"全局在胸""因势利导"，具有战略性、预见性、主动性以治病救人。

如此论述"阴阳脉"，与临床现实相符，与道理相符，与医法相符，与治则、疗效、预防、预测相符。

种种"相符"，其来有自，起自于偶然，得之于推理，继之于研究，证之于临床，这是独家验证，故称之为：中医脉学脉诊核心之论。不过至今为止，这只是我提出的一种的"假说"，有待于临床验证。

脉学脉诊，本是中医药学里的重要内容之一，是传统中医脉学脉诊领域中的精粹，易学难精、易知难用。医史上，"望、闻、问、切"；四诊之论，知之甚稔，惜乎未能落实耳。

传承"四诊合参"，但决然不宜置脉诊于弃绝。用张仲景的话是"观其脉证"。医者不能不诊脉，不能不会诊脉。

在此，我冒昧向有志于治病救人的从医者建议：学中医中药，当从"脉"始。脉、证是生命、疾病、医药之基础信息、概况。弃脉，基础的一半或一半以上，就没有了；检验，也就没有了。问道于盲，瞎子摸象，路数大大的不对头，误了治病、救人，深以为憾也。

以万、十万、百万来计的患者，包括正常人，没有两个人的脉相同，而其脉与其人证候、感觉、性格、过去、前瞻、后果，恰相符合，甚至丝丝入扣，桴鼓相应，恐怕是大有道理的。

患者脉证相符者多，相反者几无，万中未必一二。对初诊脉证阴阳略见之患者，仔细琢磨，仍然相符。

我曾倡言之病患脉证之间，有"时间差"之说，则脉证不符、"舍脉从证"或"舍证从脉"之论、之证，可容反思，可否再议？

人之脉证，始终处于变化过程中，随时间变化，随心情变化，随气候变化，随环境变化，也随自己体内、体外的状况、条件变化。脉证始终是一个整体，"不挂零"。阴阳脉是此中表于脉象之"奇葩""危候""课题"与"全息"，宁无思、无虑、无行乎？

人体生命的任何系统，都永远处于不断变化的过程中，对"阴阳脉"的探索与论述，适用于、体现于量子力学理论的"测不准原理"，以及"量子缠绕"的理论与其实证。

人类内脏，构自气血、生物细胞分子与能量场。三者都在变化过程中；或升、或降，或入、或出，或生、或灭……其脉就有相应的变化。

什么情况卜，脉没有变化或基本上没有变化？两种情况：①此人完全健康，百万、千万人中不过一二。②六脉不变，这个人要死，在基本上无可挽救的情况下，其脉不变，其人死亡的瞬间，是怎么样，就是怎么样。此时此地，它的阳气、火力已经完全消失。古人讲的雀啄脉、屋漏脉等十种危脉即指第二种情况。

癌症患者最重要的脉象是阴阳脉。阴阳脉，其意从《内经》的一句话："阴阳离决，精气乃绝"而得其要、得其悟。

离就是分离的离，决是决定的决，"离决"，就是脉象六部，半阴半阳，竞相分离，迄无回头。

如此，哪有什么转化的可能呢？人体内脏腑经络的阴阳五行，没有了"圆运动"，即"螺旋形运动"，丧失了阴阳流转、生生不息之可能，夫复何言？

作为癌症患者，以现在的技术条件、水平，能够查得很清楚，沉取寸口六部，得明确左右阴阳分离脉象，更加清楚。

我对癌症患者分期的一、二期，都是查不出癌体长在其内脏腑的部位。什么性质？是腺癌还是鳞癌？或是肉瘤、髓母细胞瘤？沉取其寸口脉象，左右相较，必有阴阳并存，并具进一步分离之势。

一、二期查不出来癌肿实体，是近几百年来的世界性医学难题。"发现癌肿，已是晚期"，是难题的内容要害。癌症，由少量分散的癌细胞"着床"、分裂、聚结、吸附、扩大、转移……是一个漫长的动态过程，其前期，人体会以癌肿之发展、分裂、聚结、产生异常生化指标，可以有八百多种，国内习惯用甲胎蛋白、癌胚抗原、CA199、CA125等五六项指标为检验数据，各有模糊数学意义上的"范围"，我列之为癌病之前期第二期，可治，而且易治，而粗略拟议为前一期癌症的指标，就是我创议的假说："阴阳脉"，更加可治。

为什么人体会出现阴阳脉？为什么属阴的脉部位，是生癌的部位？阴聚、阴结、阴实，谓之：三阴，为什么有阴无阳？为什么"阴阳脉"的趋势，竟是"离决""致死"……究之于实，推之以理，一言难尽矣。

癌症的发生原因，是"本气自虚"。本气是指整个人的本气虚，亦指生癌的脏腑、经络本气虚。三阴脉在左或在右寸口三部，主左或右三部脏腑经络，已经"本气自虚"至极，从而"邪必凑之"，人要生病。

作为人之脏腑，本气独虚，生了胃癌，一般在其胃癌发生以前，患有萎缩性胃炎、幽门螺杆菌感染、息肉，或者肝木克土，把患者脾胃克得一塌糊涂。胃的"本气自虚"，在胃脉上，把脾胃脉按到底是虚的，但是虚中有实。这种实，是邪恶的，一条线，像刀刃一样，这个叫阴脉，或是阴中有阳的脉，或者是阴中有阴的脉。

这种阴中有阳的脉跟平常的脉不一样，就是到刀片那么细，再按到底几乎什么也没有，空空如也。故称：阴中有阴脉象是也。

有特例：癌症，离不开痰、湿、水、饮。痰脉表之于滑脉，深入里，穿透"表"、表之于涩脉。

滑脉特点，"如珠走盘"。明确有痰，应当先泻痰。至于取其脏脉，必须沉取，此时滑脉会突然发生变化，没有滑脉了，而是虚脉，或者是刚才讲的"刀刃脉"。

李时珍在《濒湖脉学》中没有讲到刀刃脉，只有讲到阴弦脉。不错，阴弦或沉细弦脉象与这里所说刀刃脉象颇有点相似之处。

右脉沉虚，却隐约有王光宇先生称沉弦硬如刀刃之脉象，可得"点弦"之"符号"者，常为"癌"脉，此亦为王氏一得。

阳在气脉，气脉在右，胃气、肺气、肾阳，都是阳脉。左边属阴，主血、心、肾阴脉。心属手少阴经；肝属足厥阴经；肾属足少阴经。左边脉偏阴脉，三阴俱在；如果一边三部变成阴脉，另一边三部突然变成阳脉，这就是阴阳分离脉。

其脉，本应左右相同。再解释深一层次，对男性和女性来讲，正常男、女性，左边的脉稍微强一点，寸关脉稍微强一点，尺脉略弱。当尺脉反过来比寸关都要强时，小便就会发黄，就是说肾、膀胱、前列腺、盆腔等有炎症，或有邪热、湿热充盈。

阴阳脉，亦多见。我在北京出诊时，每天看二十位患者，没有任何占位癌肿被检查出来，但诊脉发现阴阳脉者，占到一半左右。

这个"占一半"的数字，惊人。有此类阴阳分离脉者，没有生病则罢，若病，大有可能是癌症前一期。

一旦发现患者的脉象为比较明显的阴阳脉时，我都会请跟诊人员摸脉，他们会一边摸脉，一边问："怎么一边这么强，一边这么弱？"对，这就是阴阳脉。

人有阴阳分离脉，可能是疑难重症之起始与"治未病"之显例。除了人体半边受伤，动脉割掉，那是另外一回事，只要诊出患者有阴阳脉，就要考虑到该患者将来患癌、患猝死、患高血压、患糖尿病的可能性。

脉强而有力，就是实，实是有劲的意思。如果两边脉都是沉虚，患者身体很虚，大抵是水病。沉主水。无阴阳脉，患者不至于生癌，可能是心脏不好、气虚血亏。

心脏病有心脏病的脉；癌症有癌症的脉。癌症脉的特点，就是阴阳脉，而且阴阳脉可能会分离得越来越厉害、越迅速。

这种趋向，叫阴阳分离，走向"离决"，凶；走向平和，吉。癌症脉象与内脏信息关系皆相符合、皆相对应。

患者患鼻炎，极难根治。古训："肺开窍于鼻。"五个字，却直指其根——肺。鼻炎、鼻囊肿、鼻息肉、鼻咽癌、流鼻涕、感冒、肺炎、肺气肿……倒难治愈。先用苍耳子散辅以鹅不食草、辛夷、白芷，再配以麻黄附子细辛汤清肺，可治愈多数类型鼻炎。

治鼻炎，都要祛邪后"复其根"，先祛肺邪，后强肺、补肺。这是鼻咽疾病的寻根、复根。补血、补肝胆无用，补心脏，得须防其"气有余便是火"，过犹不及，于鼻炎有害无益。火克金，肺更弱，后面接着就是这句："本气自虚，邪必凑之。"察其肺脉右寸，必虚。"复根"，从苍耳子散至麻黄附子细辛汤，治肺，必愈。

中医系统医学道理，见阴脉（虚脉），要转化成阳；阳脉，要转化入阴，所谓"以阳化阴"。

此为医道，为治阴阳脉之正途。回归平位，以平为度。左脉三部，皆阴脉，要壮肾阴、补血、强心。壮肾阴必可转化为肾阳，阴中有阳，一补双益。阳中生阴，各擅胜场，也就是坎卦与离卦。坎，不弃离，离，不离坎。

清代郑钦安创扶阳学派，提出"坎中一阳"。此论诚然不错，但附子入口，很快就"通行十二经"。其能量场（药效）很强，亦必入少阴心经、含心脏，"水火既济，心肾相交"，也是一补双益，是佳选，也是化境。

那么舍少阴手足二经，十二正经的另外十条正经，得附子之药性、药力"通行"，又将如何？

如是我言，人的肾阴侧重于免疫、内分泌、骨髓、自主神经等系统。免疫力虚，人体胸腺的 T 型巨噬细胞衰退，反而可能生癌，肾上腺、前列腺、甲状腺等内分泌器官都可能生癌，左脉全阴，对照右阳脉，则不宜补肝，要补血、要强心。心属火脏，强心即补"离"之二"阳"，阻截阴脉。

四逆大辛、大热、大毒，通行十二经，补离卦心经之阳气，能量转化为器质，亦补"离中一阴"，拐了一个弯。故附子被处理毒性以后，通行十二经，乃是坎离双补，兼顾心、肾，不唯"坎中一阳"受益也。

人之肾阳，主生殖系统。右尺脉过强，肾阳偏旺，肾"气有余便是火"，于男，比较好色；于女，比较放纵；宜用知柏地黄，其中知母一味可增量至 60 克，以解其邪。

以玉竹、石斛补肺阴、胃阴，或适当减食，均可缓治肾元。暴食致邪，胃火伤肾，土克水，肾伤而元气（即谓之本气）虚，即招引诸邪。前贤彭子益、李可论述甚详。

每个脏腑有阳、有阴。肝阴指肝器官、经络本身，肝阳是其气、即能量场。阴不离阳，阳不弃阴，阴阳相将扶持，难舍难分，器为阴，气属阳。肝气旺，即肝阳旺，"气有余便是火"，是实火；肝阴虚，也会有肝火，是虚火。心、肝可能同时具有实火与虚火，所谓"虚实夹杂"，肝宜虚、实兼顾，清、补并行。

左边脉是阳脉，可泄火，或补阴，或补血，或既泄火，又补阴，还可以补心阴，或泄心火，"实则泄其子"之谓，都可以治疗肝热、阳刚之病。

若患者左三部脉是阴脉，就要左脉补阳，重要目标之一是把阴脉变成阳脉。若患者右三部是阳脉，左边是阴脉，可预测其病为息肉、肿瘤、癥瘕等，尤其要注意为癌肿可能性。

垂死、无救的癌症晚期患者，无一例外有渐进或急变"离决"的阴阳脉，或左右，或表里（浮阳外越），药食无效，即将"阴阳离决，精气乃绝"，凶。患者阳脉为热，故为阳，癌体不会生在右阳脉三脏腑上。

人有六部脉。正常人主要表现以正为主，以邪为次；沉取可得脏脉、本脉。

以右寸肺脉为例：是浮脉，可能其病在表，浮脉沉取。有可及常脉，"如水漂木"，此患者病确实在表，未传经、未伤本脏致其虚损，可治，易治。治表，以汗法、吐法为主治。

右三部是阳脉，对应的肺、脾、肾阳，不会生癌，但是阳脉有症状，表现为特别爱吃东西、馋，胃火大，口臭，前额胀或痛，饭后，特别是饭后两小时，口中有口气，右脉浮滑偏实，可能是有痰湿，或者肺热，用温胆、三子、礞石滚痰、三生饮等祛痰湿，以生石膏、知母等寒凉药泄胃热，补血兼以强心，脉象可变为平和。对左三部脉，不要阴，要用阳药、热药、补药。处方必用引经药，如引经方，以助药对六部脉证的定向；时尚的名称，叫作"靶向"。西医的"靶向"，就是中医的"引经"。

中医中的"引经药"、针灸取穴，斜入针体，溯自《内经》《伤寒论》，早就体现了"靶向性"。单药、经方都可以引经。用引经药或引经剂，都具有明显的靶向性，甚至有多靶性。

医者得见"阴阳脉"，此患者所患，可能是单纯的疑难病，也可能是兼证，亦可能是癌症前期。

望、问、闻、切，四诊。从初步信息到系统、到交叉、到融合、到转化、到过往、到生活、到性格、到未来，尽在阴阳脉象、尽在医者意念系统中。

阴阳有别。有象、有性、有质、有感。以阴阳粗分，再细析；古医书中常说的"乙癸同源"是指：乙肝、癸水为母子关系，天干、地支的符号，都可以在中医的病理、医理范围内应用。

"误金为木"，指的应诊疾病，本是肺经、大肠经受邪，却自误以肝病治之……皆可为戒。

为医，不要颠倒阴阳。对左三部脉的阴象，对右三部脉的阳象，或补阳，或泄热，以阳化阴；反之就会误医、误治；凶。

对阴阳脉的治法大要为：补阴、祛邪、泄火，降缓阳脉。要看脉的具体情况，或六分补阴、四分祛邪；或四分补阴、六分祛邪。治疗阳盛、气盛、痰聚、邪结，或左或右的脉，同时或稍后，或紧接以阳药补阴脉，或强阴脉三部，或左三部或右三部，六分补虚，四分祛阴、祛寒。

如邪重，则用三个方剂，或四个方剂，或五个方剂，有一方或两方以攻癌为主，只能占四成以下；而补中益气、附子理中、杞菊地黄加强免疫、活血强心……则应占其六成以上，以保护胃、心、脾、肾之正气。免疫系统之强化，T 型巨噬细胞之增量，亦尽在其中。

"血气通达"，是治阴阳脉证的基础与条件。

王清任先生之川芎、赤芍、桃仁、红花；孙守严先生之三棱、莪术；朱良春先生之蟅虫、土鳖虫；李可先生之海藻、甘草、全蝎等，皆可灵活取用，属攻、泄、清、除。换句话说，用引经药，就是柴胡、黄连、女贞子、肉桂，引入左手三部脉，引经；对右手三部恰恰要更换引经药或引经方，脉虚则补，实则泻，各引其经、各守其位。

《圆运动的古中医学》中讲了两个基本规律与概念：一个是相生，一个是相克；一个是脾胃中气，一个是肾精元气。兼顾对应关系，可以改变其基本态势。应该唤醒医者的记忆力："道法自然"，复位、归根。

任何一个脏腑、经络，都可以有不同方向的传化，不宜传乱。传化之良性"圆运动"，是：当生则生，当克则克，顺其自然，生生不息。

致病之外因、外邪，即"五运六气"中的过分的"六气"：风、寒、暑、湿、燥、火的"过"与"不及"，六气转为六邪。量变引向质变，这是唯物辩证法的一条基本规律。

没有"过"，也没有不及，六气各自在正常范围内运转，则不是邪，而是六气。

正常人与五运六气之间的关系，是彭子益笔下的"圆运动"，是古中医学中，以天、地、人阴阳转化为基础，人体内、外、不内外的阴阳五行圆运动之全过程，"推之可万"，几乎有无限可能性的系统联结与转化，排列与组合，有模糊数学与术数变异。

人本气自虚，正常六气，就大有可能变成六邪。五运，金、木、水、火、土，正常运作、转化，叫作五运，"升降出入，无器不有"，"五运"就是"器"，各有各的"位"与能量场，各自有其"升、降、出、入"，其器、其场，但凡有过与不及，也会转化为邪，继而见之于脉证，或为内邪，或为外邪。对于健康人来讲，六邪可变成六气。"正气存内，邪不可干"是也。

人或独立寒秋，或雪上加霜；幼儿园小朋友，一个感冒、咳嗽，传另一个，只有几个不感冒、不咳嗽，为什么？不感冒者，本气不虚，不被传染，外邪就擦肩而过。"本气自虚，邪必凑之"，本气自虚，病必传之，就是这么一回事。

癌症，就是经过一个拐弯，毒邪到了人体内，刺激细胞变性、成了癌细胞。细胞癌变，有条件，有外环境，也有内环境；有外因，也有内因、不内外因。"本气自虚"，表现在脉象变异的一个复杂过程中，六脉逐渐阴阳分明，继而离决。

左脉和右脉的不同，各为阴阳，只是一种，还有上下不同，病例很多。寸、关两部脉热、实，为阳，二尺寒，为虚，上热下寒，上阳下阴，进而分离，继而"离决"，可治或无治，在医者，在患者。始则六分治、四分养，继则六分养、四分治。六补四攻，贯彻始络，常；大泻大补，异，数也。

癌有形体，经外科开刀切除，脉，立刻就变，其阴脉"蹦"的一下就没有了，变成全阳脉或全阴脉，或五阳一阴，或五阴一阳，阴阳脉立刻消失，这就说明脉证对应与相符。

我赞成医院，对单一癌肿开刀，兼予清理，但不宜以化疗几次、放疗几十次作为预防治疗，用中药治疗，也可以将癌复发、转移、死亡的可能性消灭掉，至少可以强免疫、安脾胃，减少化疗、放疗的副作用。

癌症脉，得阴阳脉，是其"特殊性"，但也有其他的"共同性"。

癌症疾病，能提前反映在脉象上。一百万个癌细胞聚结成块，不过针尖大小，一千万个癌细胞，结成癌肿，不过火柴头大小，恐怕能够骗过当今水平的仪器检验。这是"共同性"。

开刀以后的癌症患者，整体脉象，由阴阳脉明显变为正常脉象，这也是"共同性"。此时，以中医药治之，最为相宜。所用的治则待选，患者及家属确而定之即可。

阴阳脉，只要予以治疗、调整，把阴阳脉调平，不再分离其病，就可以治愈、康复。阴阳脉无离决，原来证候就将全部消失。

在很多情况下，有阴阳脉的人都有各种不舒服。比如说右边是阴脉，左边是阳脉，患者会觉得胃不舒服，吃不下东西，胃疼，还可能伴咳嗽、咳血，这就可能患的是肺癌。

凡是系统，皆有两个特点：复杂性越高，其模糊部分就越大，量化就越难，甚至不可能。反之亦然。在这个理论基础上，我才发现并确定有"阴阳脉证"这么个假说及其解析。没有这个前提，在早期发现癌症这个领域里，数代医疗界几乎处处掣肘，寸步难行。现代化的西医，也会被模糊所困。

癌症患者，查出来的癌体确有量化的尺寸及部位，那时候就晚了，根治的机会就会减少许多。

患者血液检查，甲胎蛋白很高，大大超出正常范围，几乎所有专科医生都知道，此指标指向肝胆，即肝胆可能生癌。

我有一位患睾丸癌的患者，其甲胎蛋白极高，高到一万多，其后降到几千，现在降到六百，还是不正常。用中医药治疗 4 年多，保住了性命，转头又去找西医治疗。

为什么睾丸癌指向肝胆，甲胎蛋白指标飚升？我没有答案。思索再三，肝经独绕阴器？是耶，非耶？待思、待考。

为之开刀的医生，也不知道为什么睾丸癌会是这个样子。会有这样高的甲胎蛋白指标，但 CEA 等却全部正常。为什么吃中药三四年来，这种指标数据大降特降，却又反复？为什么三四年过去，他的癌肿并未转移、人未死亡？奇哉怪也，却无可索解。

中医理论或可以勉强解释：肝经是唯一经过阴部的十二正经，其络、其孙，"环绕前阴"，那么，其癌肿为何没有转移到肝胆？

患者双手脉有阴阳分离、未必一定是癌，它分离以后各自朝两个极端发展，此谓之"势"，就有可能是癌，才可谓之"阴阳脉"。

取脉不要单看一项，起码要看两项，看正气，看瘀血状态。

瘀血状况，有四个证候：其人善忘、肌肤甲错、小腹微满、两胁堵塞。

治疗瘀血，有要点：患者有瘀血，兼有阴阳脉，用药不可以当成癌症来治疗；首要目标，把瘀血化掉。活血，把脉搞平。再议。

血亏心弱，医者不可过分活血化瘀，须先强心、补血，再活血、化瘀。

近几十年来，患者发病，是多元病因。在癌症，更是多元，而不是单一线性。单一线性，注定要延误，出问题。

为癌症患者开刀，患者家属经常问医生，癌肿会不会复发、转移？没人能回答。医生自己也不知道。一个单一开刀，解决问题了，出院了自我感觉良好，但是实际上好不好，不知道。

脉诊，是一项极为精细、劳神的诊疗方法。脉诊前、脉诊中、脉诊后，都有一些事项，需要医生们严格执行，马虎不得，稍有差错，将严重影响到脉诊的准确性，进而影响对患者病情的准确诊断及后续治疗。

脉诊阴阳、盛虚，可知生死。关前为阳，关后为阴。关者，阴阳之关。

临床常见上盛下亏之人，两尺脉不足，两寸脉有余。再如右寸滑而不足，尺脉反浮弦无力，必为元阳亏损重症。

标本、虚实，缓急，可定治则。《文魁脉学》所举各类脉象，皆有对标本、缓急、虚实的权衡，权衡了孰重孰轻、孰先孰后，订立治则和治疗步骤，不至于虚虚实实，伤人身心。

对部位脉象生克分析法，应予以适当注意。医者临床对于阴阳五行理论的应用，涉及包括脉诊在内的所有领域。

右关脉见弦脉，为木克土的脉象。必知晓木与土之系统关联。

某日诊得一少年，右关脉弦而浮紧，断其为腹痛善泄。其右关浮则为风，紧则为寒，弦则为木克土，诊其证型，当属脾胃虚寒、肝木克脾土之痛泻。为其开附子理中合痛泻要方加黑醋柴胡，3剂愈。

一人腹痛则泄泻，不能自禁，诊脉得右关脉缓而有力，左关脉弦紧而数。此为肝气横逆，而失疏生发的功能疾患，属气病。为其疏四逆散加路路通、延胡、徐长卿，3剂；1剂知，泻下数次，2剂愈。

真脏脉，又称怪脉、死脉、败脉、绝脉，但却从无直接的感受，其原因大多为垂死之人常按西医办法抢救，对垂死之人，医者也没有心思去感受其脉象变化，但中医先人们，对之却是详细观察过的。

《濒湖脉学》中对真脏脉就有详细描述："病脉既明，吉凶当别，结脉之外，又有真脉。肝绝之脉，循刀责责。心绝之脉，转豆躁疾，脾则雀啄，如屋之漏，如水之流，如杯之覆。肺绝如毛，无根萧索，麻子动摇，浮波之合。肾脉将绝，至如省客，来如弹石，去如解索。命脉将绝，虾游鱼翔，至如涌泉，绝在膀胱，真脉既形，胃已无气，参察色证，断之以臆。"

王光宇先生有"脉细"之论：

浮沉之纲——脉位；

迟数之纲——脉率；

虚实之纲——脉力；

松紧之纲——脉管；

大小之纲——脉宽；

长短之纲——脉长；

清浊之纲——脉流。

《素问·脉要精微论》中有"九十三字定位"，即"尺内两傍，则季胁也。迟外似候肾，尺里以候腹。中附上、左外以候肝，内以候膈；右外以候胃，内以候脾。上附上，右外以候肺，内以候胸中；左外以候心，内以候膻中。前以候前，后以候后。上竟上者，胸喉中事也。下竟下者，少腹腰胫骨膝胫足中事也。"

这是多元脉象之论，得其要，难。

《素问·三部九候论》曰："帝曰：'何以知病之所在？'岐伯曰：'察九候独小者病，独大者病，独疾者病，独迟者病，独热者病，独寒者病，独陷下者病。'"

这是简化病脉的论述。简言之，"一脉独异者主病"。

在现代化现实生活极度多元化、复杂化、变异化的社会条件下，六脉有二部各异、三部各异……"一脉独异者主病"此论亟宜调整。

怎么调整？我常用十六种摸脉的方式、方法，为之"拾遗补缺"。

整体候脉、浮取、沉取，得四种候脉法；六部各自以单指取脉。浮取、沉取，得十二种候脉法。合而计之，十六种。如更加全脉、各脉之"度"、"模糊"，即其"混沌"部分，即"推之可万"。"知其要者，一言而终"，"阴、阳"二字，可以尽矣。

我从业于"系统医学"，始自治疗"肾功能衰竭""尿毒症"的"肾病综合征"。那是平生第一次用上"系统连锁方"：先以附子三黄类方治疗尿毒症，继以补血、强心、活血医则，治其新陈代谢；借其势，补肾，得其"肌酐"生化指标"缓降"，间中祛痰湿、水饮，即补脾肾，也是"三板斧"；先祛毒、继活血、后补肾。不离不弃，螺旋渐进，多次交替反复，互生互克，终于为患者挣来一条生路。

2019 年 3 月，拙著《系统医学论稿》在香港出版。该书第一、二、三等章节论述了"系统医学"含其脉学脉诊、阴阳转化根治"肾功能衰竭""肾病综合征"的理论、创议、医则、程序、谋略、实证与实践经验。近年来，许多肾衰竭患者的肌酐指标，均超过正常范围上限 110，高至 1300，低至两三百皆有，均通过连续服用系统连锁药汤缓缓下降，或根治或痊愈，而且患者以及家属，大抵全力配合，间断重用益母草 90 克以上，兼逐水活血，同时减少患者饮用药汤、茶水。水性素寒，宜避寒逐湿以扶阳复根。肾功能衰竭重病之"复根"要害，即是"复元气"。

其人脉象，明显阴阳。上阳下阴，肾元已虚，左阴右阳，土克水。

脉之虚实

《脉经》云："虚脉，迟大而软，按之不足，隐指豁豁然空。"指出了虚脉的组成的四要素：软、迟、大、空。

后世医家多宗此说。

古代医家对虚脉的描述，只有一个要素，即按之无力。

我在其后，冒昧地加上四个字："空空如也。"

沉取，按之无力，为虚脉。或取脉虽似浮而实，却沉取为虚。六脉或右关有此脉象者，经常拉肚子，大便稀溏如烂泥，《素问》曾述及"今夫脉浮大虚者，是脾气之外绝""疟证脉大虚"。《金匮要略·血痹虚劳病脉并治第六》曰："夫男子平人，脉大为劳，极虚亦为劳。"

典型的实脉，是浮取、沉取其脉，皆大而劲，搏指有力。再沉取，更有力。此为实脉。

在一些特殊情况下，实脉反表达虚证。如胃气衰竭，真气外泄，脉见强劲搏指、失却冲和之象。可见此时实脉，已见真脏脉。

《伤寒论》369条："伤寒下利，日十余行，脉反实者，死。"

冲气上逆，脉实。清代张锡纯认为："八脉以冲为纲""上隶于胃阳明经，下连肾少阴经"。冲气上逆，干于气血，脉可实大。

张氏曰："脉大而弦，按之似有力，非真有力，此脾胃真气外泄，冲脉逆气上升。"治当培元，佐以镇摄。

《素问·离合真邪论》指出：人有经脉，犹如地有经水。"天地温和，则经水安静。天寒地冻，则经水凝泣。天暑地热，则经水沸溢。猝风暴死，则经水波涌而陇起……其行于脉中，循循然，其至寸口中手也，时大时小。"

外界环境的改变，可致使机体气血、阴阳、脏腑功能发生异常。从脉搏的变化中，可以了解疾病为风、为暑，属寒、属热。

风邪为患，则脉浮；暑邪为患，则脉虚；寒邪为患，则脉迟；热邪为患，则脉数，都可作为诊断外邪致病的客观依据。

《王符潜夫论·述赦篇》说："凡治病者，必先知脉之虚实，气之所结，然后为之方，故疾可愈，而寿可长也。"

人的精神活动发生改变，破坏了体内的正常功能，就会产生疾病，形成相应脉象。

"夫脉者，血之府也，长则气治，短则气病，数则烦心，大则病进""脉之盛衰者，所以候血气之虚实，有余不足""人之居处、动静、勇怯，脉亦为之变乎？凡人惊恐、恚劳、动静，皆为变也"。内因精神的改变，可以导致机体的阴阳、气血、脏腑生理功能发生异常，从而产生疾病。

《素问·方盛衰论》有"诊合微之事，追阴阳之变，章五中之情，其中之论，取虚实之要，定五度之事"一节，具体指出诊脉法，就在于考气血的虚实，参阴阳的盛衰，探内脏的病变，以便了解邪正的虚实，推断五脏功能上有哪些偏差，为诊断指出方向，为治疗找到依据。

从 20 世纪 60 年代开始，我为患者诊脉，以中药治病，意外发现了患者有左右两只手腕寸口部脉象，阴阳明显相反，有明显阴阳分离之势，随时间变异，随疾病轻重，决定药剂之补泄。有或进或退之势，多见，可治，于是概名之为：阴阳分离脉，后简称阴阳脉。

20 世纪 70 年代，在六脉应该"以平为期"之古训引导下，几位癌症及濒临猝死患者，竟因调节阴阳分离脉象，"以平为度"，得救、得治。他们都有过阴阳脉，有相应证候，对脉证下药，药石有功，全都渐次转变为平脉，竟得病愈。

其后几十年，我诊治了更多的患者，从偶见阴阳脉的患者，到常见此类患者。进入 21 世纪，患病而有左右绝然相异的虚实、沉浮、洪细……种种截然相反的阴阳脉，越来越多，在北京等大城市，此类患者有时竟占到一半以上，奇哉怪也。

把患者与脉象及证候挂钩、联结，发现人有阴阳脉，竟然与人世间死亡率较高的慢性疾病、心血管疾病与癌症前期，即其"治未病"时间段密切契合。

世人得见阴阳脉甚多，更多表现在排列与组合的复合脉或复脉中。以单脉论，最容易、简单者，为虚、实这一对脉象，同时出现在同一患者寸口六部脉搏，虚实对比，唾手可得。

最重要的单脉论证，即是虚实二脉。"虚则补之，实则泻之"，有效，易治。其脉、证、病、命，竟然丝丝入扣，妙哉，妙哉。

阴阳脉，循其脉证治疗，竟可得疑难病症之本质，治疗、预防之治效，奇哉！

人患疾病加上诊治，皆动态过程，得治，这就积累成为实证与虚证之别、之变、之式、之局。

"凡事须得研究，才得明白"，研究来、研究去，阴阳脉假说，便悄然出世。有病而得阴阳脉，必有来龙去脉，遂创人患阴阳脉疾病之特异内容、前瞻与指向，灰蛇千里，首尾相应，竟得奇异推论：此为癌肿、猝死、心脏病、高血压、糖尿病等疑难重症之前期脉候也，是耶？非耶？且俟来日核定。

脉之虚实，易感、易知；脉实，其脉对医者按脉手指，明显有反弹力道，有实物感。

实脉，或洪实，或弦实，或滑实，等等，不一而足，各有证候可寻。阳明热，于脉，是洪实。热大于实，白虎汤证；实大于热，承气汤证。二者有别，与脉相合。

前额、眉棱骨痛，为阳明证；热而"白虎"，虚则"理中"；虚实夹杂，同用"白虎""理中"。

我诊治过一位五十多岁老妇，她自少年起，患前额剧痛，求医治痛四五十年，始终未愈。诊其脉，浮沉取，右关独洪实，大小便正常，食佳，中气未伤，而阳明独热实。径用《伤寒论》白虎汤，原方，药三味，粳米半斤，浓煎米汤去米，以米汤煎生石膏、知母、甘草，"一剂知，二剂已"，三剂断根，续服"补中益气"轻剂，再黄芪、当归加柴胡、路路通等，加用地黄饮子，至今十多年，此前额痛重症，被彻底治愈。

《刘渡舟验案精选》一书中，有"白虎汤"治前额疼痛医案，一剂首服，见效，两日内即被治愈。此为胃气特强之病。"气有余便是火"，前额为足阳明经独经之区域也。

脉实，则其相应之脉力度特强；脏腑经络之功能亦强，可能超过正常范围。

这个界定，有三种情况：其一，本气充足、过分，"气有余即是火"，正气转化为邪，火邪起；其二，失却阴阳五行的正常转化，过度壅堵；其三，有邪，经络久滞阻堵、增邪伤正，自是必然。

由外因、内因、不内外因三个渠道，邪毒乘虚而入，为邪实，医者当慎思深究。实脉相对应的脏腑、经络、气血、功能，可知其"邪实"。肾阴邪实是什么意思？心脏邪实是什么意思？均待解析。

人失眠，有心邪实、心火盛、阳不入阴，有心脏阴阳俱虚，阳不入阴、阴不抱阳等种种不同状况。实与虚，加上虚实夹杂，殊途同归于不寐，胸闷、心慌、梦见已过世的亲友等，而个人生活方式、习惯，对失眠疾患，尤起到大作用。

心脏脉象实、脏腑实，有两种，正实和邪实。虚，没有邪虚，只有正虚。

虚属阴，实属阳。患者发高热，不是浮数脉，就是实数脉。邪实脉，邪在里。肝硬化、腹水或者肝癌患者，其肝脉为实。

沉、细、实如刀刃，实脉中间有一种涩的感觉。肝胆血流不通，致现此脉。肝脏千万条微循环血管，或多或少有封闭、萎缩、休眠、纤维化、癌化。

腹水为沉脉，沉主水。诊得沉脉，就应知晓两件事：沉主里，沉主水。

患者脉沉或脉浮，只要医者手指轻轻一碰患者脉搏，再用力按及骨，即可分辨。

一个浮取，一个沉取。就练这两"取"。轻轻一碰就是浮取，用力按到底，就是沉取。

遍用十六种诊脉方式，求得沉取之虚实；这样脉象对比，十分清楚。

对于初学者，或者对于学了四五年的中医医者，应首先知脉的虚实，脉虚为阴脉，脉实为阳脉。分寻六部脉象，即左右寸、关、尺。

由知脉之虚实，而知阴阳，这是脉诊习练的关键一步。

沉脉主水，水不在肝，在腹，在肚子里。腹水、胸水，包括囊肿，包括古人界定的"痰、湿、水、饮"，大多是沉脉，也是实脉，或是滑脉。

对于六部脉的虚实，已经练过一段时间的人，持续不断地浮取、沉取相联系，相对比。

浮取、沉取所得脉的力度、宽度都相同，脉象不实不虚，谓之平脉。平脉无病。人得平脉，谓之"平人"。"平人，无病也"，千万人中，不过一二。

所谓不实不虚，不只是正不虚、邪不实，而是健康脉搏有劲力之外，还有一种柔和从容的感觉，此胃、神、根俱在也。

胃，指胃气，候之于右关；右关脉除了主胃气，还主脾能不能蒸腾气化、能不能吸收营养。

平人平脉，浮、沉两取脉象一样，这样的脉象，少之又少。

李可先生曾告诉我，他只摸过一位六部脉平和如四五十岁的九旬老人——南怀瑾。

南怀瑾先生于96岁去世。其在世时六脉平和，不虚、不实、不迟、不数、不浮、不沉。

脉平，易；脉和，难。凡常人之脉，有过，有不及。有虚，有实，虚实夹杂，是其常，从六脉虚实夹杂中寻消息。人性急，脉数；常人意气盛、个性强，脉偏实并略数或略弦；调息匀，敛神深时久，方能得其六脉中和、从容。人耗神重，食少事烦，六部脉偏虚细数，岂能久乎？

常人与常脉，屡有缺陷。观其脉证，也是"随证治之"，此"治"，谓之调理；药食同源，六养四治；改变生活方式、生活习惯是关键。

《内经》中所称的"平人"，也是如此状况。"平脉"可能还有些许动态中的"缺陷"，亦未可知。

我在医院里诊治过一位住院患者，企业家。其右三部脉是：右寸滑实，右关虚沉、右尺洪实；自上而下，是实—虚—实，即：阳—阴—阳；左之三部脉正相反，自寸而尺，为：虚、实、虚，即：阴—阳—阴。医院的诊治记录与检查数据是：浅表性胃炎、胃痛、胃胀，大便稀溏多年，偶得成形，如小手指一般细，黏性大、便意重，苔白腻，小便黄；长期失眠，早搏频繁，每24小时有200多次，高血压，糖尿病，血脂高，心慌胸闷，但心电图在正常范围内，有窦性心律，多思，性急，口苦，舌边深红，两胁胀满等。全部症状与六部脉相当符合。以中药对脉证调理，改善状态，明显向愈。

其人六脉因排列组合而有脉搏异象，但却不是阴阳脉，故易治。其治疗关键，在心、肾。

患者到底是整体虚还是整体实，这是一个很重要的问题。如果医者对整体脉象虚，其基本病因、程序不清不楚，那么医者对六部单独脉象，就一定糊里糊涂。

医者切病脉，不是先看单部，而是首取整体，后再分部。

经常用左右两手，左右各三指，同时摸患者的左右六部脉，神游对方六脉之中，或整取，或单取，或浮取，或沉取；有时还杂以"中寻"，即：中取、平移指端，以得手指触摸病脉最佳位置，分秒之间，径取脉证真相。

在我记忆中，没有一位患者脉证不符。不过，其脉与证之间，须计入时间差。在多数情况下，脉比证在先、在前，岁月几何，都有可能。慢性疑难重症，尤然。

病脉虚实夹杂，就是复合脉。

单脉可能复合，整脉亦同。应对复合脉象、疾病的治疗方法，就是使实脉变略虚，让虚脉变略实，急缓相当，从容图之，取其平和，待以时日，"大毒治病，十去其六……无毒治病，十去其九。"施治宜定、宜缓，初治要慎之又慎。

经方常药，宜缓不宜急，须顾及脏腑生克、阴阳、五行，过程要程序化、系统化、和缓化、渐进化、轻柔化。恐怕过分孤立的单一化治疗，会生变症，宜慎之又慎。

常药治病，应"十去其九"，不可一次"单兵突进""斩尽杀绝"，还是用下棋方式，一子一子、一步一步、一域一域，始终照应全局。

虚实夹杂，尤应小心。自然传变、药性补泻、隐伏节律，最好都能照应。用药九成，余下一成，以"五行生克"道法自然处之，借"圆运动自然之生克"补泻图之，借养生、食疗、改变生活方式，待人体自组织、自愈功能起作用，洵为上策。

《黄帝内经》曰："阴阳离决，精气乃绝。"这八个字，既是证，也是脉。脉证始终相符，偶有参差，须虑及"时间差"，却必循原势。如果药后复脉，阴者更阴，阳者更阳，则在两三个月，就会转变为疑难重症，致难治或不治。

预防和治疗癌症，必须要激活与加强患者的免疫系统。

癌肿本身，也有它们的功能，众多分泌物、死亡细胞垃圾，聚成痰湿，包裹在癌肿表面，为痰毒或癌毒，故癌症患者的部分脉位有滑实脉象，常以祛痰为先。癌肿需求保护癌的生存、发展。此为邪能量、恶能量。

癌肿需求与人体免疫细胞相阻断，就产生痰湿、"死水"、垃圾。

近年来，我已治愈数例"囊性癌肿"。其人癌病，外为囊肿，内包液体，最内是卵巢癌肿。西医名之为囊性卵巢癌。其治疗是切除囊性癌体，预防性化疗、放疗。用中医药治疗，先祛痰，次泻水，再补肾（免疫）抗癌、补三气（宗气、中气、元气）、补肾、抗癌……

此类医案，载于拙著《系统医学论稿》中。对囊性癌肿，首得阴阳脉：右阳左阴，兼上阳下阴。

医者初诊时，其切入点，宜先祛痰湿，紧接着补左尺——肾阴，以及右尺——肾阳。

这里面有一个阴阳五行的问题。比如说心脏弱，一个方案，是补心，用四逆汤加酸枣仁等补心，为直补。另一种虚，则补其母，补血疏肝，肝有瘀结，就要疏肝活血，才能"血脉通达"。肝经如有邪，要泻毒祛邪、补泻兼顾。那么，要用什么穴位，或补或泻，或两相兼顾，就有了选择，此为"优选"。"优选"这两个字，是系统论中的常用词。

何谓兼顾？如果治肝，取肝经血海、行间二穴，针灸穴位（双），行间用泻，血海用补。与此同时，同时补脾、强肾，这就是优选、兼顾。

有一个常用的防癌方案：右寸或右寸、关滑实脉，则先泻痰。痰不受补，邪不受补。泻了三分之后，紧接着就要补脾肾，补患者元气与中气：补"二气"。以病脉虚实取补泻。补肾阴，侧重于补人体免疫系统。

几种可能方案，哪个在先？哪个在后？看阴阳五行，看肺、脾、心、肾、肝的整体运动之势。其势，由五行之动融合、生克而致之。动中取势，难度较大，但必作如是观、如是思、如是行。"一着不慎，满盘皆输"，此之谓也。

脾为中土。看季度、节气、时间，在《圆运动的古中医学》一书中，中土是旋转的中心，补脾。为求"血脉通达"，活血、疏肝、补脾是一条龙。还有泻痰，补肾阴，补中气；这几个连锁方，要先后介入系统治疗过程，不离不弃。脾主土，土为金之母；土为圆运动旋转的中心，这是《圆运动的古中医学》中的重要论点之一。土旺须防其克水，元气未败，中气就有可为，肾气即元气坏坏，万事皆休。

无痰毒、水毒、邪毒，则宜先补脾。中气起，气化盛，肾气升腾，二气"复根"，渐入佳境。"圆运动"转起来，当有良性进展。用补中益气汤轻剂，可护中气；用升麻、柴胡，可提清气，"升清降浊"。用路路通、王不留行，助"圆运动"旋转，疏肝，等于两个方子补中气。

药味不宜多。不能像对其他重症，开个 5 剂或 7 剂连锁方，没必要。只开 2~3 个方剂，如以泻痰始，继补肾阴，可预防癌症、高血压、糖尿病。再次补血、强心。患者睡眠不好，用四逆汤加上酸枣仁。酸枣仁可用到 120 克，可得显效，可防心力衰竭。

给患者一次连开多则四五个药方，少则两三个药方，谓之：常态系统连锁方，对付各脏腑虚实，有泻有补。药剂与药味的分量，就在于药剂轻重、药味多少，带解释、分析。不同方剂的药量，其实并非什么"不传之秘"，实事求是，以对应各脏腑经络的正、邪、虚、实，取决于脉证，也就是了。

医生对患者，要胸怀全局，成竹在胸；不可单一线性，只顾眼前。

摸脉对证，不过几分钟时间，即可知晓病患动态全过程，取其势；同时要思考脉证转化，顺"五运"生克，调"六气"平和。脉的前因不清，没有全过程、多方面的"知觉功夫"，没有"认知功夫"，没有"内视"能力，没有"预测能力"，脉络不清，后果不明。"盲人骑瞎马，夜半临深池"，眼前心中一片模糊，这种医者，不够负责，也负不起责。

人为中医，恐怕一定要习练摸脉。首取虚实，首知虚实。对同一患者，药后，第二次摸脉，必有变异。

脉证也是一个系统整体，也符合系统论道理。

21 世纪以来，"量子缠绕"理论与现实已经出现，中医的脉、证，一定有深厚的、密切的"相关性""缠绕性"。

候六部脉重要，取基本脉更重要。唯独有一个基本脉才是一时半刻讲不清的，就是左右各自三阴三阳。名之"阴阳分离脉"，简称"阴阳脉"。

左右各三虚三实，三阴三阳，正好是一对脉象。有此脉，到底是阴病还是阳证？要是一半对一半就搞不清楚，六部脉，四虚两实，那侧重点，人偏虚，宜补不宜泻，但是也可能微泻、轻泻两个实脉、脏腑，以求其"平"。

什么意思？患者便秘，深以为苦，但却可能是脾胃虚而弱为多，用大黄、芒硝，错。应该重用白术，加生地、升麻佐之；甚者，可用清代张锡纯之"硝菔汤"，或系统医学常用之"润通膏"。对于老年性便秘，亦有效，且不伤正。

传统医籍载张仲景附子大黄汤，附子与大黄的比例变化，即得温通之效。治肾功能衰竭、尿毒症、肌酐高，附子大黄汤可间断服用，也可以同时用于敷贴双肾俞，亦可加味而内外兼用。我常用"四逆汤"代单药附子，亦为温通；改大黄为元明粉，还是温通。这些都可以被称为附子类方，或四逆类方，或附子证候群，可待实证。证脉应该都是虚实夹杂，"虚则补之，实则泻之"，附子、四逆类加大黄汤或"三黄汤"即为实例，有效。

医者将上述的阴和阳，更换为虚与实，可以。反过来，医者把虚、实二脉，更替为阴、阳二脉，也可以。

古医书中有一句话，很多中医都知道："一脉独异者主病。"但是，其他五部脉象，得须正常、平和，才能"一脉独异者主病"。

那么，两脉各异如何？三脉各异又如何？一脉跟其他五脉都不一样，这一个脉，指的是什么？就是六部脉中的一种主病吗？是主病，或主症，是指病所在的部位、内容、性质、轻重、走向、趋势吗？

病之关键就在"一脉独异"。五部脉都平，唯独心脉很虚，下药只能下治心脉的药剂，包括复脉、交泰、四逆在内。

四逆汤不只是一个治肾药方，而是治心、肾两种病的名方，兼治，或通治手少阴心病和足少阴肾病。这是一个很重要的概念和诀窍，不是敢用不敢用，而是有需要，就得用。

多年看病，两脉异者，甚至四脉异者都有，易知、易治；唯独左右各自三阴三阳的脉为阴阳脉，主癌肿等疑难重症，难知、难治。在其前期与后期，尤其难。中期癌症，却较易知、易治。

只讲脉，四阴两阳、五阴一阳、四阳两阴或者五阳一阴，都好治。三阴三阳，其势"离决"，难治。

患者有阴阳脉、三虚三实的虚实脉，一个很重要的道理：如果仅仅是阴阳脉，下一次还是阴阳脉，再下一次还是阴阳脉，关系不大，就没有变化。

要把阴阳脉变成正常的脉，难度大。知情、知势者，不要吓唬患者和家属，将来是不是癌症，不问、不管；至少有一条：不要补错、不要泻错。患者左手脉全阴、全虚，右手脉全阳、全实，吃人参补，吃黄芪补，吃四君子汤补，给他用杏仁，百合熬粥喝，恶。

实脉再加补，乃"实实虚虚"，大错特错。泻虚脉对应脏腑经络，虚脉更虚，药治，反而直接助力于六脉阴阳分离。

如果患者心烦、失眠、胸闷、怪梦，治疗却用泻心，恶。泻心，必连带着肝，肝为心之母，泻心，左手的三阴脉得加深、扩展、恶化，阴阳进一步分离，大事不妙。阴阳脉象，离开越远，不复返，是为走向"离决"，恶。

阴阳分离，虚实分离，不是癌症，但大有可能得癌。前第一期，不算指标，甲胎蛋白、CA125 等全部正常。可是西医寻找癌肿部位，抓不着，打不到。中医摸脉，得阴阳脉，即使癌肿不见踪迹，仍然可能算为癌症第一前期、最初期。

在阴脉的三部脉中，所对应的脏腑，可能生癌。此时施治，可以在较短时间内恢复正常脉象。

阴阳脉、虚脉、阴脉这三部脉对应的脏腑，可能有息肉、囊肿、良性瘤体、癌肿……不一而足。阴脉沉、虚，阴之极，主水。水为至阴、至寒，面色黑，沉而寒，会生癥瘕。在妇科中常见的就是囊肿和子宫肌瘤。这类病，可以用中药治愈，不必手术。

我曾治疗数例囊性卵巢癌患者，竟得痊愈。其外为水性囊肿，内为卵巢癌，囊性水成了阻隔药剂与癌肿本体接触的物质。癌肿的新生微血管，却可能越过囊肿液体的阻隔，生长、接续在正常血管壁黏附、激活，其癌肿体积迅速长大、扩展。

在中外医学历史上，还没有囊性癌肿发生、转移、治疗的文字记录。难治，难根治。所幸者，我所经治的"囊性卵巢癌"的疑难重症患者，在医院手术切割癌肿以后，用中医药治疗，竟得痊愈，是为大幸。

不同脏腑，都有生息肉的可能，其脉是实中有虚。医生一旦发现患者有息肉，一般治疗程序，则是微创、开刀，切去胆囊息肉，或者一下子把胆囊割掉。有肠息肉者，赶快割掉整段肠子，美其名为防癌。胃息肉就更不必说，一刀切下，何等干净利落，其名为防患未然。

人都怕得癌症。其实，息肉生癌的概率，只有 10%~13%。中医药治疗，息肉可消。甲状腺癌，更可以用中医药消除、治愈。其病历记录，见之于拙著《系统医学论稿》。

双侧卵巢多发性囊肿，不孕；囊肿挤压、役使正常卵子，使所有卵泡长不大，不成熟，生孩子难。当用泻水补脾肾法消囊肿。

"本气自虚，邪必凑之"，水性寒、饮水多、水过量，即便喝温热开水，入体之水仍是寒性。水温度高，不能改变水本性之寒，即为邪。得体内脏腑囊肿以及囊性癌肿，常是自食其果。

我国内地，一般被称为"中土"，湿土当令，易患湿病、水病，多痰湿体，易患脾肺痰湿病，癌症中以肺癌偏多。原发性肺癌，易转移为脑癌，再转移，则骨癌，慎之再慎。

八个字："虚则补之，实则泻之。"医者如果对脉证虚实，指下不明，心中无底，开不出对应疾病的对症药剂，对患者，适足以害之。

脉证不确切的原因在哪里？有时候二脉不一样，有时候三脉不一样。如果发现特别虚的脉，不要立刻考虑直补，要考虑阴阳五行生克关系。心弱，有时是肾阳太旺，有时是胆火（气）过盛，在西医看来，胆红素过高，会致害心脏。肾阳太旺，"气有余便是火"，有邪，补肾阴，可；泻邪，也可。知柏地黄汤重用知母，为其治。肾阴和肾阳就可能从此趋于平衡。

中气先补起来，有利于各脏腑、经络吸收药。有利于人体内"圆运动"旋转起来。中土健运，能把五运、五行转动起来。人体的"圆运动"，无土不转。土的力量不够，五行"圆运动"就不转，生者不生，克者不克，凶。

李可先生晚年，对彭子益"圆运动"之论，十分推崇。"圆运动"之融合阴阳五行，生其生，克其克，是大好事。"圆运动"凹凸残缺，运转断裂，子母二阳并炽，二阴重寒，邪火、邪寒、邪湿、邪疾，均可致"圆运动"破裂、停滞，而中心，首先是脾胃，脾胃一定要正常、要健运。

李可先生把脾胃中气与二肾之气，并称为"二本"或"二气"，后天之本与先天之本。很多年轻人，沉迷于喝酒、应酬、放纵，搞坏了脾胃，损耗了中气、元气，"圆运动"不转，五脏六腑转化的圈圈、生化的圈圈就停滞，补虚、泻实的自组织功能弱化、消退、停滞、休眠、退化。阴阳转化迟滞。残缺，无可生生不息。

患者有阴阳脉，并不可怕，可能但不一定是癌症。如果阴阳脉分离，继续这个趋势，可能"离决"，才是危候。在动态摸脉过程中，发现阴脉更阴，阳脉更阳，请务必注意，如此，患癌可能性就大，需早治、善治、根治。

阴阳脉之外，有一个浮取还是沉取之选择。志在良医上工，就必须用十六种摸脉方式方法。从比较中鉴别，从鉴别中比较，医者"内视"之意念，会更加接近真实。

虚与寒、实与热，经常连接。虚热、虚寒也有，不多。

我有一位患者，肺癌转至脑、骨，住院 2 个多月，日夜低热不退，验血正常、白细胞没有任何升高数据、无炎症、无其他引起发热的感染、细菌、病毒，一直拖到他出院回家用补中益气、略加祛湿中药，遵李东垣"甘温除热"法，治愈。我名之为"癌性发热"。

治此"癌性发热"（低热，一般不超过 38℃），用"补中益气汤"，轻剂则效。

李东垣曰："甘温除大热。"大热，不是高热，久热亦可被称为"大热"。

浮取主表，沉取主里。一位患者，脉很典型，浮取特别有劲，沉取几乎没有，体脉虚极，此浮阳外越；病属里，元气极虚。用清代张锡纯之"来复汤"，重用山萸肉、红参。

人的脉证、生理病理，其阴阳虚实转化非常重要。浮取脉，知功能，沉取，看器质、器官；或曰：浮取看腑，沉取看脏；或曰：浮取看表，沉取看里。运脉之妙，存乎一心。

对心脉，浮取时表示心脏的功能、心经、小肠通达程度和小肠的基本状况。小肠是腑，火腑问题较少，心脏属火。癌肿怕火、怕热，治癌过程中，必间以强心、强肾。

医者摸脉，要仔细琢磨。开始很费时间，一步一步核对脉证，可能要三四十分钟，医患双方有时要问答 1 个小时。

一般患者喜欢提问题，未必有问就答，面面俱到，而医者只能"内视"为重，内练为要。越练、越会、越精，脉证、性命，尽在脉证、态势中，完全成为一体。

一位患者，28岁，一搭脉，问他是否经常做死人梦，亲友居多，并无恐惧？他说：是。于是就很注意倾听了。因为无医点出，无人知晓。常听见一句话："您怎么知道？"这样问答下去，问诊的益处就很明显。什么道理？跟医者钻研很有关系。我刚才说的夜眠梦多，偶有死人入梦，来源于曾经猝死又被救活的患者自述、医者的总结。

"心藏神"。神不藏，有梦魇。主心弱。在古脉学医籍上没有此说，《濒湖脉学》中也没有做死人梦属心脏气血亏虚之说，也没有说浮取是功能，沉取属器质；但《医宗金鉴》中有论述"鬼脉"文字，可参阅。

医者摸脉，要从动态、趋势中去解释，要想过去，要看将来，要虑环境，还要计入时间、节气、条件。一位认真的中医，懂脉，懂证，一上午看10~15位患者，再多就有难度。

医者诊脉，固然用十六种方式方法，但首先，取六部脉单取虚实，甚则滑弦，再测浮沉，数迟，其余二三十种脉象，暂时从略为宜。

对住院患者，则宜反复琢磨、反复思索，另议为宜。

一般情况下，脉诊以虚实担纲。

医者必须会预测，不然怎么可能一连开几个药方？

一般初诊，须相当慎重。起始阶段，医患双方彼此都是处于陌生、隔绝、无知状态。处方之时，医者以谨慎起步，泻实补虚，把无毒的药，当小毒，小毒当中毒，中毒当大毒，无非在医者意念、在脉证中折腾，多加一点安全系数，亦无不可。下药，千万不要盲目，药过分或不尽量，恐不中的、无效，万一有了副作用、反效果，岂非弄巧成拙，好心办成坏事？

"药食同源"，但究竟不是同性、同用，故给药一定要慎重，最好开始药量，特别对幼儿、婴儿、小孩，不是1/3，而是下1~2克就可以，不要"多多益善"，须谨慎再谨慎。

清代叶天士的药量很轻，吴鞠通下药奇重，蒲辅周、刘渡舟下药量少、剂轻，李可下药更重。究竟怎么样，每个人的认识、经验、习惯不同，但只要用得精准就可以。

作为药本身，《神农本草经》中有上品、中品、下品之别。附子是下品，有大毒。"大毒治病，十去其六"，决不可尽量。对生附子、川乌、草乌，尤须谨慎。马钱子大毒，每次以微克计，一剂0.3克即能止痛、治癌，但必须短期服用，防其在患者肝肾"日积月累"，久则沉积为害也。

　　以天、地与患者内外，为整体巨系统群，以其脉证、标本、虚实、缓急定治则。而以脉之虚、实、阴、阳担纲，就别是一番气象、一层境界。以简驭繁，此乃我对同行们的建议。

　　《文魁脉学》所举各类脉象，皆有对脉证、标本、缓急、虚实的权衡。权衡了孰重、孰轻、孰先、孰后以后，订立治则和治疗步骤，这样才不至于"虚虚实实"，伤人身心。

脉之浮沉

《难经·十八难》载："浮者，脉在肉上行也。"

崔氏《脉诀》载："浮脉法天，轻手可得，泛泛在上，如水漂木。"

《脉经》载："举之有余，按之不足。"

《诊宗三昧》载："浮脉者，下指即显浮象，按之稍减而不空，举之泛泛而流利。"

浮于肌肤之上，轻手触之即得，稍重按反觉脉搏减弱，仍可触及，是为浮脉。似浮木漂水面，是相当形象的描述。医者触脉，始终有物，不过，轻触即得，且相对有力。沉取却变弱、变细、变无力。浮而不实，沉取有脉。若沉取无脉或极细软无力，为虚脉，或沉虚脉。这种沉虚脉，比浮脉似乎更多见一些。

浮脉与芤脉、虚脉三者类似。

浮、芤、虚三脉脉位大多居上（浮）部，但三者脉势不同；芤脉是浮大中空，有边无中；虚是轻触即浮大迟软无力，不任重按；按之几乎入骨，沉取，极细、极弱、极微、极无力，或空空如也，或似有似无。浮脉形既不大，亦无中空之象。

《四言举要》载：虚脉"形大力薄，其虚可知"。形小或细，力薄即为虚脉。芤脉指下成窟，有边无中。沉取可得之。

浮脉要和虚脉分割开。

浮脉有假浮脉，真虚脉；也有真浮脉，假虚脉。这说明：两脉极易混淆。转念之间，宜明辨，宜深思；否则差之毫厘，失之千里，全在医者取脉与意念动向确而定之。

练浮脉，就必须练虚脉，明辨虚与浮，才得不误。

浮取，触手可得，好像有劲、有力，按到底，什么都没有，是为虚脉。浮取，得其浮阳在外，易误认为浮脉耳。

芤脉是阴脉一类，主中虚。

浮脉"轻触即得"。若轻触即得，寸关皆浮，阴位有邪，多是外感 4 天左右。以 7 天为自然节律期，居其半，而不盛不衰。轻触无感觉，稍下沉，但未到中部者，根据其下压的力度，可以大概判断外感的天数。

中取不得，或者与标准脉度比较弱者，指头继续下压至中取位置力度，再下压，指下到没有脉动时，轻轻上提手指，至力度最强处，此段距离皆属沉取范围。当然也有指头按至骨、脉感仍然比标准脉度弱或强者，可称其为"沉弱""沉偏弱"，或"沉强""沉偏强"。

张仲景说："动数发息，不满五十……夫欲视死别生，实为难矣。"强调诊候时间的重要性。

《诊家枢要》言："持脉之要有三。曰举、按、寻。轻手循之曰举，重手取之曰按，不轻不重，委曲求之曰寻。初持脉，轻手候之，脉见皮肤之间者，阳也，腑也，亦心肺之应也。重手得之，脉伏于肉下者，阴也，脏也，亦肝肾之应也。不轻不重，中而取之，其脉应于血肉之间者，阴阳相适，冲和之应，脾胃之候也。若浮中沉之不见，则委曲求之，若隐若见，则阴阳伏匿之脉也，三部皆然。"

运指尚有推、循、俯、仰、操、纵、度之法。

《伤寒论》第 290 条："少阴中风，脉阳微阴浮者，为欲愈。"第 327 条："厥阴中风，脉微浮，为欲愈；不浮，为未愈。"

《四诊抉微》云："内虚之证，无不兼浮。"

久病脉浮。可有渐浮、暴浮两种可能性。渐浮者，或正气渐复而浮；或正气渐耗，真气逐渐浮越于外而脉浮。暴浮者，可见于正气暴脱，真气骤然脱越于外，阴阳离决而脉暴浮，多属回光返照的征象。如《伤寒论》第 315 条："服汤脉暴出者死。"

浮脉主邪在表，或里热外淫，亦主里虚。

"浮脉，举之有余，按之不足"（《脉经》）。"如水漂木"（崔氏）。"如捻葱叶"（黎氏）。

浮脉惟从肉上行（体状诗）。浮而有力为洪，浮而迟大为虚，虚甚为散，浮而无力为芤，浮而软濡亦为虚。

"沉脉，重手按至筋骨乃得"（《脉经》）。如绵裹砂，内刚外柔。如石投水，必极其底。

正常沉脉，位居沉位，重按至筋骨乃得，还具有"软、滑、匀"的特征。沉滑者，沉为阴，滑为阳，有阳潜水中之象，此为冬季与肾之平脉、本脉。

脉以沉为本，为根。诊脉以沉取辨虚实为纲，而虚实的区分，又在于沉候之有力无力，不在浮取得其相。冒然以浮取所得为定论，误。

"寸沉痰郁水停胸，关主中寒痛不通，尺部浊遗并泄痢。"《体状诗》分得细，可参考。如右寸沉，右关不强，偏正常，则病入肺部或支气管有炎症，左关稍弱偏沉时，患者可能有胆囊炎症状，或易感冒而兼鼻炎、鼻息肉、鼻囊肿等，时有疼痛，偶有血虚性头痛。尺脉沉弦，或沉弦实、沉弦偏实，可有前列腺炎、泌尿系统感染，或夜尿、尿不禁、尿浊、肾炎等。

《濒湖脉学》曰："沉脉法地，有源泉在下之象，在卦为坎，在时为冬，在人为肾，又谓之石，亦曰营。"又曰："沉潜水蓄阴经病。"以上都说明，传统沉脉是在肉与筋骨之间所得之脉搏动。

《濒湖脉学》曰："沉潜水蓄阴经病。"即沉为阴脉，为水蓄之地。在人体表现为组织器官"水肿"或"充血"。

用简单的三个字说，就是"沉主水"。"仅仅在二关弱沉即可定为囊肿、水肿、脏水、积液，以及胆囊炎等。"

《濒湖脉学》曰："浮大而软，按之中央空周边实。"《脉经》曰："中空外实，状如葱营。"名为芤脉，主中虚。

《伤寒论·辨脉法》中有这样一段话："病有战而汗出，因得解者，何也？答曰：脉浮而紧，按之反芤，此为本虚，故当战而汗出也，其人本虚，是以发战，以脉浮，故当汗出而解也。"

芤脉是人体精血亏虚的脉象表现。

张仲景之《伤寒论》开篇太阳经，桂枝汤证、麻黄汤证，都是浮脉。有汗者，其脉浮缓，桂枝汤；无汗者，其脉浮紧，麻黄汤。另从桂枝汤出发，有几十个药方，谓之桂枝类方，正如少阴经的四逆汤与四逆类方。

1700多年以来，桂枝类方、麻黄类方、四逆类方救人无数，叠立殊功。

当年，病邪来，先入表，太阳膀胱经受之，六经传变，常从太阳经起，背痛、头痛、发热。

浮脉易得、易识、易治。浮脉要与芤脉和虚脉分开。这三个脉有点像，浮取都有点力。

各自的脉象，以指按压力的强弱变化，有层次。指按到底，虚脉是没有脉或极细、极微、极弱，是为虚脉；沉取到底，中空边实如粗葱管，是为芤脉；有实脉感，在指接触点，如像在水里指尖按着一块木头，无论浮取、沉取，医者指尖始终感觉到有脉。不同的是在水面上的，有个浮力撑住，略微有承托力。按下去，因为底下没有浮力承托了，按到底，手的感觉仍然有脉，此常略弱，但接近正常脉，这叫浮脉。

高热患者的脉常见浮脉，浮取明快而指感有力。

虚脉是按到底，空空如也。包括有些癌症有阴脉，心脏病中、晚期，都有部分虚脉。

浮脉主邪在表，邪实。桂枝汤证和麻黄汤证，都宜汗解。汗出，把表寒或表热带出去，热就退了。汗法，是一汗而解，简单、迅速、有效。桂枝汤证为浮缓脉，麻黄汤证为浮紧脉，两汤不同脉象。

浮缓与浮紧脉，不在于数，而在缓与紧之别。浮缓者，脉跳其间隔时间略长；浮紧者，脉跳连接紧密，几乎没有间隙，心跳更实一点。

临床时，多以浮缓脉兼出汗、浮紧脉兼无汗来辨桂枝汤证与麻黄汤证区分，以免误药、误汗、过汗而亡阳。

麻黄常以纱布包，束线缚牢，单煎药汤，其他众多药材另行混合煎汤，煎好诸药以后，再兑入麻黄汤，服用，得汗即取开麻黄；或用纱布包麻黄同煎，得汗即提出，或停服，以确保不发生大汗亡阳之弊。

桂枝汤则啜热粥，覆被取汗，二者服法、药效都有不同。我以脉诊为参考，只用一个简单方法：发烧有汗，桂枝汤；没汗，麻黄汤。

麻黄的用途很多，有很多肺部的疾病都用麻黄，如有了邪，入了骨，阴病，包括癌症，也用麻黄。治皮肤病，用过激素，必用麻黄消激素，开肺气。

皮肤病患者的脉，其中有浮脉，浮紧脉，不出汗，就有麻黄汤证。其中君药是：麻黄、杏仁。

一般的皮肤都是血分有湿、热、毒，缠绵难治，必须发出来。生石膏、丹皮、紫草，放在一起，可代替犀牛角。有一名方，叫"犀角地黄汤"，生地和犀牛角，是寒的。有医者以水牛角代犀牛角入剂，其效不足。水牛角湿重，代替犀牛角，不够确切。用生石膏、丹皮、紫草三味药药量各 20 克，或生石膏 20 克，丹皮、紫草各 10 克，生石膏要多一点，主要看患者的胃火厉害不厉害。

用金银花代替犀牛角是否可以？犀牛角进血分，所以配生地黄，为"犀角地黄汤"，名方也。金银花去毒、解毒，同时疏表。毒在表面可以用金银花，比如发热仅仅是在肺部，肺主表。

其人内实，内实就是里面的正气是足的，脏腑没病，邪进不去，湿、热、毒进不去了，就入血、出表，肺较虚，邪就到皮肤。通过微循环到毛孔，又出不去，毛孔开闭不灵，没汗。湿、热、毒憋在血里，滞留营卫，黏膜充血、发痒。湿、热、毒多方挣扎，想出表皮，哪里充血哪里痒。喉咙充血喉咙痒，鼻子充血鼻子痒。痒了，抓痒才舒服，散开就舒服。

皮肤病的根源，有的是细菌，有的是病毒刺激。中医把细菌都当作毒，不抠就痒，一抠起来更痒，是毒；抠出来是黄水，有湿；出血或红颜色的水，属热。如划痕症，拿手一抓，皮肤表面就出现一条红凸线，属血热，必用生地，但是没有犀牛角，所以就要加代用品，生石膏、丹皮、紫草。

凡是花、叶，都是属于轻清的药，多入肝经。皮肤病不宜用金银花，非轻不举，就治肺病、血病。皮肤病是湿、热、毒在血分里作怪。

温病学理论，有营、卫、气、血这四个层次，位置是在表，毒是藏在血分、营分。很多医生不明白。怎么回事？不是皮肤病吗？为什么不治皮肤，却治血？是的，关键必须要治血分，要从血分中拔毒、祛湿、泻热，使血变干净，而且能够排出体外，庶几根治。

有的患者吃了中药，突然就发出来很多痒点，或红肿，或风疹，或牛皮癣，还包括青年男女的脸上、身上的"痘痘"。发，即是治。越发越轻、越少、趋无。对皮肤病，一味补益，会留邪。

一般青年男女脸上生满"青春痘"，此起彼伏，深以为苦。对此，要"观其脉证"。

治脸上痘痘也不容易，有实、有虚，有不同经络、脏腑。

浮脉跟汗有关。懂得浮脉，就要懂得汗，懂得治汗，懂得去汗，懂得汗的来源和去路，以及汗证能弱化心脏的后果。

"汗为心之液。"无论是盗汗还是自汗，久则伤心脏。一旦热汗变冷汗时，表示自我心气精血已经透支。

治心脏病有一条，先把汗止住。目前有不少这样的患者，早上一起床，衣服都湿透。半夜一醒，一摸全是汗，凉的。古中医称之"汗证"，难治。

这种汗证，必须要考虑远期可能发生的心脏病。近期则会出现睡不好觉、多梦、胸闷、早搏、窦性心律等并发症，或继发症。

治盗汗（夜间出汗）主方用当归六黄汤加味；自汗，用玉屏风散，加柴胡桂枝煅龙牡汤、加麻黄根、糯稻根、浮小麦等。以上盗汗、自汗两种药方，可以并用，也可以交替用来复汤。汗证必须根治。

清代叶天士、吴鞠通所传治温病，常用辛凉。银翘解毒、桑菊感冒、藿香正气这一类方药，得轻清之气，味淡香，轻散其表，多行之于清代江南地区，药性偏于轻灵。患者脉象多数偏浮细。此类外感暑温、湿温、发热，可用辛凉，也可用桂枝、麻黄汤或其类方，1700多年以来，迄无变异。

《伤寒论》中有好几个方子，包括桂枝汤，都有"糜粥自养"这四个字"插队"，有必要且重要！患儿汗后，热退，脉静，必继以"糜粥自养"。"糜粥"既是药剂，又是序列方，还是食疗方，无药可及。不喝热粥，亦可代以很浓的米汤。

人发热，却无浮脉，反得沉脉又如何？沉主里，沉主水。沉为阴脉。水湿相通，有门。

所谓的发热，从哪里来？是体内细菌、病毒发生的热吗？这么微小的东西，其热在哪里？

人体内部发热，是人体本身的生物热，是生物能量的一种。本来生物热正常温度是 36.2~36.8℃，人一辈子与生俱来，至死方休。

人的生物热，是生命的基础，当然有些人会体温偏低，低于 36℃。药如果对症，能把病治好，在这个过程中，人的生物热，就会升升降降，然后断然下调，恢复正常体温。

人生病发热，本来是用生物热发低热或高热，把病毒或者寒气消除，生命节律必起作用。

有节律在，人体就有一两百种"生物钟"，人体生命就和天、地相联结，就有自在、自为、自组织的运动，疾病就有自愈。

假设：人类群体或个人，无时无刻不在正邪相交、相持、相生、相克的"自为""自组织"与"自愈"过程中。其生物热——即体温、心率、血压、动能、新陈代谢……处处、时时都在变异过程中，这都是正常的生命规律现象，就是"常"，亦是"定"，"知之谓知之，不知谓不知，是知也"就是这样。

小孩子生病，其自身生物热驱邪的力量不够，就发热，这发热的热度不够，也与小儿能量不足及湿邪有关。湿困脾，脾的生物力量不够，消化道又不通畅，六腑不通就有病。

人体不需要过分的邪毒，包括便秘时的粪便，在大肠通道中停留、壅堵、不通，则为病。发热才是正道，"腑以通为补"是也。

用附子理中汤热能入脾胃，恢复正常的五行"圆运动"，得药之助，脾、胃、肠，逐渐恢复功能，虚转实，麻痹转运行，便黑稀屎，毒、邪被药力排出体外，吉。

湿重多用苡仁、茯苓。治小儿湿重，用茯苓、薏苡仁各 60 克，少有，但却十分有效。薏苡仁、茯苓都是不伤脾胃之"同源药食"，而制附片只用 3 克，此为"大毒治病，十去其六"。

治湿宜用清、用燥、宜火、宜热，附子 3 克放在附子理中汤中，温中祛脾湿，则远胜于单一附子，这是方剂成系统之效，只是未用人参，未免有违 1700 多年前张仲景之本意耳。

在拙著《系统医学论稿》中，已收到《病危通知书》的兔兔小朋友，可以作为病案参考。此例当可算是比较典型的"急危重症疑难病"。关键是患儿的脉不是浮脉，邪不在表。他没有咳嗽、流鼻涕、打喷嚏，也没有喘，完全没有肺部疾病，也没有一般肺炎、伤寒、感冒的症状，那就不能用什么银翘解毒、抗生素之类。

浮脉在表，没有浮脉在里。医者脑子里的意念，要立刻转到哪一经有寒、有邪、有虚、有实、有堵，如此等等。患者的六脉在哪一脉有异？其手脚凉不凉？如果患者手脚凉，可能就要用麻黄附子细辛汤，用在邪直入少阴病症。

麻黄附子细辛汤就三味药，入少阴，用此方从少阴把寒气赶出来。

患者沉脉，乃医者沉取可以摸着之脉象。有脉感，是沉脉；无脉感，或极弱、极微近于虚无，是虚脉；另有治则。

沉主水，水是很多病的起因和结果。人体的 70% 左右是水，其他是实体物质。二者的比例和地球水与物的比例基本相同。不同的是，人体内所有的水是活水。若水不动，不蒸腾气化，是病。人体内的囊肿、囊性癌肿、水肿、胸水、腹水、痰、湿、水、饮……都是病。人体内、体外的水，有运动，有固、液、气三态之别，此谓之"常"，谓之"定"。

人体内亦有三态，固态变性，为癌肿之特例。常态有液态与气态。有水位之变，有新陈代谢之变。

水运动与人的生活方式、生活习惯直接发生关系，跟心理、情绪发生关系，是一个极度复杂多系统群的交织点。不是单独说肾、脾主水，就能说明复杂至极的种种水病。

推而广之，深而究之，方能得不同水病之"真"。

张仲景"痰、湿、水、饮"之论述、刘渡舟先生治"水气凌心"之高见，博大精深，震古烁今，如今结合系统三论，另辟一片天地。人体内、外，水出了毛病，就立刻补脾肾，未必可治、未必能治。

"沉主水"。沉脉为阴，湿邪亦为阴，对水病患者，还输液、用抗生素寒凉药物，得防倒行逆施，试问何以为治？

几乎所有表现为浮脉的疾病，好治。其病不但在表，而且基本上是外邪。

如得沉脉，必有虚实，得虚脉者，其脏腑可能受内伤。

沉脉疾病中，有比较特殊、比较难搞的一部分是水病，是疑难病症，也是盲区。

治水病难，也易。死水，就是病。

我论述传统或系统医学中医脉学脉诊，不得不再三提到"沉主水""沉主里"，接着还有各自的四个字："痰、湿、水、饮""怪病治痰"。

沉脉和虚脉不同。沉脉是可以摸得到，而且本身还有不同"度"的虚实、寒热、滑涩、弦濡，有不同的排列与组合。沉脉同样有六部，六部同样有复合脉。浮脉也如此。

浮脉有虚实，浮脉按到底，即脉象沉取的时候，亦必有虚实。把前述的十个基本脉象，予以重叠、复合，即数学里面的"排列"与"组合"，此中即有奇峰突兀，气象万千，常是多层境界，别开生天。

浮脉中有虚实，沉脉中也有虚实，难知，也难治。得须思索、假设、对比、深究。

对平人，对患者，其脉象虚实，最为重要。

《金匮要略》中有一句话："病痰饮者，当以温药和之。"后世业医者，常有误解"温药"、"和之"，这两个环节，不大敢用祛痰重剂。殊不知痰、湿、水、饮，是百病中之大症、疑症、难症，因缘际会，还会成为重症、危症、急症，几乎成了疑难百病之关键枢纽；掉以轻心，固然不可；视而不见，敬而远之，那可就成了庸医误治，大忌。

自从人世间有了钟表，数脉、迟脉，似乎非常容易被医者所把握、辨别。得钟表之助，男性脉搏每分钟 80 次以上，女性脉搏每分钟 85 次以上，为数脉，主热。男性脉搏每分钟 60 次以下，女性脉搏每分钟 70 次以下，为迟脉，主寒。但是老中医仍以一次呼吸往返，脉搏几至定迟、数。

脉数，属热；脉迟，属寒，此为积习，亦为通例，然非真理，亦非定例。

《脉经》曰："数脉来去促急。"主热证。数而有力为实热；数而无力为虚热。

数脉首见于《内经》："诸急者多寒，缓者多热，滑者阳气盛，微有热。曰粗大者，阴不足，阳有余为热中也。"并未以数脉言热。

"迟冷数热"之脉，从《难经》开始。但历代医家各有所见，均无定论。

数脉为热，迟脉为寒，各有虚、实。虚热、实热，虚寒、实寒，四种脉各自表述与对应。这在中医脉学、脉诊领域中，可以说占到七八成。

数脉和热之间没有必然联系。"数热迟寒"之论，并不绝对，70%~80% 而已。剩下的，可能就是有时间差的脉，数表示寒，迟表示热。还有一种，不管是数脉还是迟脉，都正常，既无热也无寒。

在数脉的兼脉主病中，"浮数"反映感受风热之邪。"浮阳主表，风淫六气，有力表实，无力表虚，浮数风热""伤寒热病，脉喜浮洪""沉数、洪数、弦

脉之数迟

数"反映如疟病、黄疸、三消、肺痈、肠痈等里实热证。

"沉阴主里,七情气食。……沉紧冷痛,沉数热极""疟脉自弦,弦迟多寒,弦数多热,代散则难""火热之证,洪数为宜""黄疸湿热,洪数便宜""三消之脉,数大者生""肺痈已成,寸数而实。肺痿之证,数而无力。痈痿色白,脉宜短涩,数大相逢,气损血失。肠痈实热,滑数相宜"。

数脉之主病,并非仅见于热证。在内伤杂病中,其主病亦十分广泛,尤见于虚证患者。

虚证常见数脉。如"骨蒸发热,脉数而虚""劳极诸虚,浮软微弱,土败双弦,火炎细数"。

《四诊心法要诀》中指出,数脉临床主病,有顺逆之分。如文中言:"火热之证,洪数为宜,微弱无神,根本脱离。"其意为热证而得洪数,乃正应也。若见微弱,证脉相反,"根本脱离",药饵不可施。故数脉为顺证。

此外,"六至为数,数则热证。转迟转冷,转数转热""寸口大会,五十合经。不满其动,元气必凶。更加疏数,止还不能。短死岁内,期定难生"。

如出现一息七至,甚而八九至或寸口动脉乍数乍疏,止而不能即还,则数脉为逆证。

辨兼脉,重在预后。

在三消、肠痈等病证中,如见数脉兼脉,则病势为顺。

"三消之脉,数大者生,细微短涩,应手堪惊""肠痈实热,滑数相宜,沉细无根,其死可期"。此外,在呕吐反胃、骨蒸发热、劳极诸虚、失血诸证、黄疸湿热、泄泻下痢及肺痈等病证中,如见数脉兼脉,则病势为逆。

"呕吐反胃,浮滑者昌,沉数细涩,结肠者亡""骨蒸发热,脉数而虚,热而涩小,必殒其躯""劳极诸虚,浮软微弱,土败双弦,火炎细数""失血诸证,脉必见芤,缓小可喜,数中堪忧""黄疸湿热,洪数便宜,不妨浮大,微涩难医""泄泻下痢,沉小滑弱,实大浮数,发热则恶""肺痈已成,……痈痿色白,脉宜短涩,数大相逢,气损血失"。

痈疡属火热之证,脉数亦为对证之脉,但因痈疡属热炽肉腐之变,火热逼迫血脉较一般火热证为甚,故其数脉另有特点。

《四诊心法要诀》中提到以数脉来判别痈疡成脓与否:"肺痈已成,寸数而实。肺痿之证,数而无力。痈痿色白,脉宜短涩,数大相逢,气损血失。"

《濒湖脉学》说："数脉为阳热可知，只将君相火来医。"数而有力者，多为实证。其因多为热邪鼓动，导致气盛血涌，气血运行加速，脉跳加快。

对所有数、迟、快、慢脉象，须深究其各自虚、实。首以虚、实分阴、阳，明轻、重，定乾、坤。

数脉，大部分见于西医窦性心动过速、房颤等快速性心律失常范畴。实证导致数脉，临床常见于热性疾病、甲状腺功能亢进症、窦性心动过速、阵发性心动过速、伤寒等疾病。其中，以热性疾病为多见。如发热性疾病，患者体温每升高1度，脉搏则相应每分钟增加12次，故"愈热愈数"，竟成常态。

数而无力，多为虚证。心主脉，若心气虚、心阳虚、心阴虚、心血虚，或由于全身气、血、阴、阳不足而衰退，导致心脏气血阴阳亏虚，心主血脉的功能下降，或阳气亏虚，鼓动无力；或营血不足，脉失允盈，皆致心脏虚动乏效。

西医认为，心每搏输出量减少，为满足机体生命活动的需要，心搏代偿加快，因虚性亢奋而产生数脉。

虚证导致数脉，临床常见于出血性疾病、心功能衰竭、休克等；其中，尤以出血性疾病及心力衰竭者为多见。

数脉主虚证，除见脉数而无力，结合临床心功能损伤外，还会伴有病程长、患者体质虚弱或衰竭。临床中，数脉是心功能损伤的进一步发展，是虚证的反映。

急性消化道出血患者，而见其心率加快、临床尚未见到患者排黑便，即得数脉时，亦提示体内可能仍存在活动性出血。"脉愈数者，虚损愈甚。"这种情况，同病脉证，表现了相当程度的"时间差"。

《四诊心法要诀》中未提及数脉主寒证，但得数脉从寒论治，由来已久。

张仲景所述数脉，不止虚实，尚有寒热之分。

《伤寒论》指出浮数脉、弦数脉、沉细数脉，可分别见于太阳病、寒饮证、少阴病，对疾病的治疗及禁忌证也有详细的论述。

《景岳全书》中指出："滑数、洪数者多热，涩数、细数者多寒。数脉有阴、有阳，有虚、有实，今者相传，皆以数为热，不知数热之说有时颇有谬误。"此言有理，当须细辨。

薛慎庵言："人知数为热，不知沉细中见数为寒甚，真阴寒证，脉常有一息七八至者，尽概此一数字中，但按之无力而散耳，宜深察也。"这段话，是对张景岳上述诸言之重要补充。

寒证见数脉，或由寒邪偏甚，腠理闭塞，阳气内郁，鼓动脉道，脉必浮数紧；或风邪偏甚，腠理开泄，卫阳耗散，脉道失约，脉多浮数无力；或寒饮或寒湿充塞脉道，阳气虚弱，脉道失约；或阳虚内寒，寒盛格拒虚阳，虚阳鼓动于脉道而呈数脉。

寒证导致数脉，临床见于器质性心脏病发生心力衰竭、心包积液、胸腔积液、肝硬化腹水等，以及各种原因引起的虚脱、休克。其机制主要是发生心力衰竭或休克时，心血排出量减少，交感神经系统兴奋，肾上腺皮质、髓质和脑垂体功能加强，儿茶酚胺和 5- 羟色胺分泌增多，导致心脏代偿性跳动加快所致。

在临床上，许多患者脉证病情表现复杂多变，如何在诸多的临床信息中进行取舍，有时极其困难。

张景岳云："若以虚数作热数，则万无不败者矣。"

在临床实践时，若见到数脉，一定要结合患者病史、症状、脉象特征，具体分析，动态监测，切勿以为"数皆热病"。

在《四诊心法要诀》中，数脉诊法多元、多样，可判断病性，阐发病机，指导辨证，判断疾病轻重预后。一脉可主多病，具有实际的临床意义。

在临床实践过程中，疾病的病情变化极其错综复杂，临床表现有显、隐、微、著、真、假的差别，病证有先后、标本、合病、并病、兼病与"时间差"等的不同，在辨证论治方面，存在若干难处。因此，在诊治时以整体审察、诊治合参、脉证结合为治则，尤在切数脉之时，也当分"愈热愈数""愈虚愈数""愈寒愈数"之别，不可一见"数脉"，则臆断为热证，滥投寒凉。

一息六至以上为数。此以至数论数脉，有时可能有误。

窃以为数脉重在脉易知、难用，而不重在至数脉来去皆快，即为数脉，主热。至于脉的至数，可一息六七至，亦可一息五至。

《内经》称，数脉易知难用，"脉流薄疾"。薄者，迫也；疾者，迅也。脉来去疾速急迫，就是数脉。显然《内经》是以脉之形象而不是以脉之至数论数脉。《脉经》亦云："数脉去来促急。"也是以"象"论数脉，而不是以至数论数脉。即使脉来一息六至或以上，但来去均无疾、迫之感，仍不以数脉论。

取定数脉，尤重脉象。否则，历来脉书，都以寸、关、尺分部论述，如何解释？"寸口脉沉而迟，关上小紧数"者，脉同时、同一人、同地之脉，有"迟"、有"数"，如以脉跳至数计，是不可能的，又如何解释？

《金匮要略·胸痹心痛短气病脉证治第九》曰："寸口脉沉而迟，关上小紧数。"

寸迟当为一息三至，关数当一息六至。寸关尺本一脉相贯，一气而动，三部脉率，应是相等，不可能出现各部至数不一的情况。若坚持以至数分迟、数，只能得出这样的结论：自古迟脉分部而论，错；仲景的寸迟、关数是荒谬脉论。如此，则无以诠释矣。

多年来，国内从事体育运动的专业人士，长年从事体力劳动的健康工人、农民，脉之至数偏迟，其理至明；心脏每搏动一次，搏出血量偏大，搏动次数明显减慢，常在每分钟 60 次以下。常年静坐、站桩、习练太极活动之健康成年人，脉搏亦慢，心强血盈，脉搏一分钟亦常在 60 次以下；健康男女，严冬蛰居，脉搏亦慢，而居住在赤道附近的健康人与我国健康青少年、儿童，脉搏均至数增多，以至数论恐怕都难于定论寒热。

迟、数脉的确定，恐怕应该以脉象为据，而不重在至数。以脉的每次搏动计，来去皆迟缓，不论至数为三至、四至乃至五至，皆曰迟。

据之临床，事实上一脉三部，至数定然一致，而脉象可各不相同。以脉象论迟数，则某部独迟、独数，就不难解释。所以，迟脉的特征，应重在脉象，而不重在至数。

《伤寒论》第 208 条："阳明病脉迟……大承气汤主之。"大承气汤乃攻下实热结之峻方，竟然脉迟，可知此"迟"非寒，乃热闭使然。此种脉迟，必按之有力，且有一种躁扰不宁之象。进而察其舌，舌质必老红、苔必老黄燥结，伴有胸腹灼热等内热亢盛之象，方可释疑、定论。

七情所伤，气候寒冷，身处静态，气血不能畅达，一般致令脉迟。

痰饮、瘀血、食积阻滞气机，亦致气血不得畅达，一般亦可致脉迟。

正虚而脉迟者，沉而无力；邪阻而迟者，沉取有力。

脉常有变。健康人连上几层楼，或者打球、跑步、爬山、划船……心率加快，感觉热，出汗，喘气，并不表示脏腑热、气血热或者经络传递能量加速分子运动所致。

人的心脏跳动次数，变化很大，相对稳定性很差。数、迟二脉，似宜从八脉中剔除为妥。但是历代相传，将阴、阳相当脉象都并形而述之，暂且把数脉和迟脉列入八脉，算进行列。

数脉、迟脉是怎么回事？从宏观上说，它有不同的情况，就以数脉、迟脉属于正常的情况，临床亦多见。体壮无病，尤其常见至数在一息三至、四至的心脉"迟"象，其体、心、呼吸、脉搏变动及自我感觉变动范围小一些、窄些；自我感觉与反应如：汗、热、累、弱，弹性程度高，反应较轻，恢复正常较快。而静息心率、静息脉搏与静息呼吸三者的相互影响、转化与同异，更是有其与生命、寿数、气候、状态、心情、动静等特殊性关联的领域，另当别论。

有一种患者或正常人，其脉偏迟、偏慢，慢到每分钟 50 次以下，不是寒。

人的心力和心率是一对，负荷过重，或者害怕恐惧，以致心跳变快，这不等于热，甚至于怕冷亦能致之。

心脏是一个很特殊、很敏感的脏器。恐，伤肾，同样伤心。思伤脾，思虑过度，也伤心脏，出汗多而久，亦伤心脏……失眠严重、噩梦连连，均致脉象、脉跳大变，虚阳外越，死亡临近，病情危重……其脉不以迟、数论寒、热，那是一定的。

思虑过度，耗血过甚，血虚病，头痛，脉见或迟、或虚，关中虚。损血过度，按生命节律，七日来复。补上血，体力劳动耗血，也需要能量及血量补充，但只需要两三天，即可补足。

历史上几千年来都是讲白面书生，没有讲红面书生，那打架杀人的关公，是红脸，张飞是黑脸，都带重色。工人、农民，一个个脸上都是红扑扑的。什么道理？他们的血损耗、血补充有所不同，制造血质的骨髓系统亦有不同，补充血液，与时间有关。时间因素在整个生命科学领域非常重要，少有人去理解、去研究。

人在热天心跳快，冷天心跳慢，常态。心跳慢取静，是为了积蓄能量，让生物热、生物能量不要太发散，心跳得快，是要把生物热散出去，把阳气散出去。春夏补阳，因为阳气消耗。秋冬补阴，阴不是寒吗？它越补越寒，何以为补？补阴，取松静，重收藏。松、静、定皆为阴，而不独"寒"名为"阴"也。

阴者，重在积蓄能量。阴主收敛，主静息，少活动，不太兴奋。脉在阴寒的时候就跳得不快、不强，与"秋收冬藏"相对应。

无论寒热，随时间、季节，而有和缓的变动，天地、环境，对此都有影响。秋冬开始，延续积累能量；天气热，阳气发散，爱活动，爱消耗阳气的人，就容易虚，脉就跳得快。所以，春夏和秋冬不一样。

内伤也是如此。人特别高兴、兴奋、恋爱时等，心跳得快，不能说那时候发热，这是两回事，与情绪、气血、激素变动有关。

令人感觉恐怖有两种情况，一种是心率突然过慢；另一种是心率突然过快，伤肾、伤心脏。

"恐伤肾"，是人类生命规律之一。其人常恐，容易患高血压。伤肾，伤的是肾阴、肾阳，一下子内分泌变动，或增高，或降低，肾阴主要影响内分泌。

心跳慢，心脏每一次泵血的压力就大。健康、正常的运动员，其心脏泵血的量，比一般人可能要大，其心跳就慢。心率和血压、血量都有关系。

心脏是火脏，君主之脏。其运作、反应、变异等与气候、时间、内伤、外邪都有关系，是变动性、随机性最高的脏器。不能够最稳定、最持续、最准确地反映内脏的信息；也不能够最准确、最全面地表达脏腑的健康、疾病、缺陷。

数脉为中医脉诊病脉之一，一般主热证，占70%左右，得数脉，一般首辨脉之虚实。有力为实热，无力为虚热。根据历代医家论述及临床印证，其实不然，诊断病情，断不能模糊，宜细审之，方能无虑。去其谬误，正源澄本，辨证施治，诚为中医。寸口一息脉来五至以上（约每分钟脉搏在90次以上），去来促急，名曰数脉，为中医脉诊二十七病脉之一。

数脉首见于《黄帝内经》，详查只言：诸急者多寒，缓者多热，滑者阳气盛，微有热。曰粗大者，阴不足，阳有余，热在中也。则并无以数脉言热者。

"迟冷数热"之脉从《难经》开始，但诸医家也不尽然同意此说。

脉之滑涩

滑、涩二脉，是一对与"虚、实"比肩的重要脉象。其重要性，在于医者掌握了滑脉、涩脉这一对脉象，就能诊断出无以计数的疑难杂症，解决颇多的世界医学难题，超越了只能摸脉限于浮、沉、迟、数的简单框框。

其诊治疾病，与西医诊断的结果符合率将会猛增。

涩脉，"细而迟，往来难，短且数，或一止复来"（《脉经》）；"参伍不调"（《素问》）；"如轻刀刮竹"（《脉诀》）；"如雨沾沙"（《通真子》）；"如病蚕食叶"。

我的感觉与先贤们颇不相同。病有涩脉，脉未必细；脉数之时，也体会不出"往来难，短且数""参伍不调"的感觉，不知从何谈起。"如雨沾沙""如轻刀刮竹"，形象甚矣，却难得量化。

涩脉的本意，恐怕是往来涩滞。

王冰在《素问·脉要精微论》注解中说："涩者，往来不利而蹇涩也。"王叔和改为："涩脉细而迟，往来难且散，或一止复来。"提出了涩脉的五个条件，即细、迟、止、散、往来难。

《脉诀汇辨》曰："迟细而短，三象俱足。"涩脉必须具备迟、细、短三个条件，缺一不可。

李时珍曰："参伍不调名曰涩。"

再度综合起来，涩脉的形象，是具备细、迟、短、止、散、虚、往来难七个要素。

《素问·调经论》载："其脉盛大以涩。"由句意可知，此涩绝非指尺脉之涩，而是言脉象之涩。涩脉与盛大脉并见，既然盛大，就不会细短，涩脉的脉象条件起码三缺二。短细并非涩脉的必备条件。

《灵枢》曰："其脉大坚以涩者，胀也。"

《难经·五十八难》曰："伤寒之脉，阴阳俱盛而紧涩。"涩当细迟、短且无力，而盛、紧、坚、大，皆长大有力之脉，何能与涩并见？

《伤寒论》第363条："两脉反浮数，尺中自涩者。"《伤寒论》第274条："阳微阴涩而长者。"涩脉当短，何以与长并存？可见，涩脉未必细、散、虚。

后世医家又提出："参伍不调名曰涩。"《素问·三部九候论》曰："形气相得者生，参伍不调者死。"按古医籍经典各论之异而论，涩脉，仅剩下"往来蹇涩"这唯一的特征。这四个字，甚合吾意。

涩脉项下主病诗："……女人非孕期无经……（涩主血少精伤之病，女子有孕，则是胎病，无孕为败血）。"反过来又看前面：《脉经》，"涩脉……短而散，或一止复求"，缺血、血滞……可得涩脉。

《脉诀》言："指下寻之似有，举之全无。"近似沉脉，"似有"者，"似有似无"之谓也。这种形容，似乎八杆子打不着涩脉意象。

"往来蹇涩"，若指脉的来去，皆艰于验证，这与迟脉的往来迟慢意思相近。迟、涩二脉，是相近的两种脉象，皆属阴脉。是否脉来搏起之振幅小，就是涩脉？此即往来蹇涩之意乎？

涩脉振幅小，因于气血鼓搏不利所致。

气血鼓搏不利的原因，或气血虚而鼓搏无力；或气血为邪，为瘀所阻，不能畅达以鼓搏于脉，致脉幅小而为涩。

血虚可致脉涩，故涩脉主精亏血少，这大抵是不错的。因于血少，故见心痛、怔忡、经闭、艰嗣等疾病。

《内经》所指的阳气有余，是指气盛或气滞而言。如《外科精义》曰："脉涩则气涩也。"《脉学辑要》曰："又有七情郁结，及疝瘕癖气，滞碍隧道而脉涩者。"《脉学阐微》亦云："涩脉多见于情志不遂，血运郁涩所致。"

至于涩主气虚，仅有少数医家论及。如《景岳全书》云："涩为阴脉，为气血俱虚之候。"《脉理求真》曰："涩为气血俱虚之候。"不过，如据此说，涩脉与虚脉之根本区别何在？

邪阻气机不畅，气血不能畅达以鼓搏血脉，致脉幅小而形成涩脉。邪气，主要为外邪所客，气滞、血瘀、寒盛、热聚、食积等。

《伤寒论》第48条："何以知汗出不彻？以脉涩故知也。"此脉涩，即表邪郁遏使营卫不畅，阳气怫郁不得发越而致涩。涩脉在此，与临床相结合，瘀血常致脉涩，气滞亦然。

《脉理求真》曰："然亦须分寒涩、枯涩、热涩之殊耳。"指出涩脉可因寒客、阳虚、阴血枯涸、热邪壅塞所致。

《脉学辑要》云："食痰胶固中外……七情郁结，及疝瘕癖气，滞碍隧道。"皆可致涩。

人所熟悉并大量存在之滑实脉，主痰湿实，药后或以其他原因，如痰湿深入五脏，患者却自感无痰，滑脉忽变为涩脉，主本脏自虚，胶痰仍在五脏深处，宜反复寻觅病所。

正虚之涩，脉涩而无力；邪阻之涩，脉涩而有力。恰如《脉学辑要》中说："脉涩者，宜甄别脉力之有无，以定其虚实耳。"

滑脉之象，往来流利，如贯珠转动，往来前却。《脉经》曰："往为前却，流利展转替替然，与数脉相似。"

《金匮要略·水气病脉证并治第十四》曰："滑则为实。"以滑脉为阳中阴脉。李时珍传承此说，亦以滑脉为阳中阴脉。其理甚深，其用甚广。

可以导致滑脉的邪气很广，热盛、水蓄、血结、气壅、痰饮、食积等，皆可致滑。

《伤寒论》第350条："伤寒脉滑而厥者，里有热，白虎汤主之。"此言热盛致滑。

《伤寒论》第256条："脉滑而数者，有宿食也。"此言宿食致滑。

《金匮要略·水气病脉证并治第十四》曰："沉滑相搏，血结胞中。"此言血结致滑。

《金匮要略·脏腑经络先后病脉证第一》曰："滑则为气。"此乃气壅而滑。

《伤寒论》第138条："小结胸，正在心下，按之则痛，脉浮滑者，小陷胸汤主之。"此言痰热致滑。

所述种种，皆为邪实而致脉滑。

滑、涩二脉，具有特殊性。

在医史典籍中，这一对脉象，并没有列入四对基本脉里，窃以为多少算是疏漏。

在近200多年的现代化社会中，滑、涩脉这一对脉象的重要性与特殊性，几乎追上，甚至等同于虚、实这一对脉，而且，在现代化社会里的头号、二号杀手之心脑血管心脏病、癌症，连同高血压、糖尿病、肺系诸病、疑难重症，与滑、涩脉几乎密不可分。

医者摸脉，首先要分虚、实，这是一定的。然而，凡是可以触及滑、涩、弦、濡这四种常见脉，也应该予以特殊重视，不应掉以轻心。很多疑难重症、医学难题，均可兼虚、实脉中的滑、涩、弦、濡脉是也。

涩脉一般指瘀血、堵塞、瘀滞。然而，痰、湿、水、饮这类水病，大部分确实出于滑脉，另一部分，则表之为涩脉。更为有趣的是：有明显的滑实脉象，患者经过适度的、对症的药饵针灸后，竟然会随证脉之变，转化为确切的涩脉。滑、涩两脉，皆出一家耶。

这种说法，未免有点奇哉怪也。

患者体质属实，痰、湿、水、饮，则多从实化，得阳脉为滑；体质属虚，则以虚化，脉现涩象，得阴脉为涩。

邪入人体，从实、从虚、从寒、从热，皆可化，脉证不同，阴阳迥异。此为常态，此为实势，此为通例。

涩脉在实际临床过程中，并不算特别多。瘀血为病，患者脉象多涩、细、虚、弱，源自血脉不通。癌症患者阴脉部分，多虚、细、弦、涩。以阳化阴，补气血决然不如桂附四逆、阳和汤之属，故医者对滑、涩二脉病，应予以特别、谨慎地诊治。

瘀血看舌。舌紫，有瘀点，口干不欲饮，"其人善忘"……皆瘀血症候，落实即是瘀血，远胜一个"涩脉"定瘀也。

滑脉，阳脉，实为阳中阴；涩脉，阴脉，我名之为：阴中阳。各自有其道理在。就跟既往常述、沿用的基本八脉放在一起，予以研讨，各属阴阳。阴阳脉集群或曰系统，就这么聚集在一起。

在患者，或正常人，或亚健康人群中，滑脉颇多，远多过涩脉。

滑脉有多种情况，主孕；聚血养胎。已婚未孕妇女左部三脉，左寸突然成为滑脉，月经停，无病，多有孕。谓之："聚血养胎。"有孕，滑脉，隔20多天再摸，右寸脉更滑实；并扩展到六部单脉，均见滑实脉，此为孕脉。

摸脉者必要在其动态过程中去理解、去掌握、去得到信息。健康孕妇滑实脉之变，相当精确，即是实例。

"滑脉"，"平人"的正常脉，有时兼主气血旺，或者兼有长脉。长脉，是其尺脉长到近乎内关穴。其寸脉，长出寸口，是正常脉，而不是弦脉。弦出寸口，另主其病，甚至于长到鱼际或合谷与鱼际二穴位之间，"长"到这个程度，少有。

长脉与短脉，正相反。短脉只能摸到其双寸口脉二关，其寸、尺几乎摸不到。

人双手寸口均为短脉，主短命，可能活不到六十岁。人有长、短脉，据说可被医者判其人寿数长短。此论可能有点参考价值，不过未必尽然。《医宗金鉴》述此颇为详尽。

六十岁，正好是一个甲子。大甲子，就是六十年。大甲子以前或以后，每十二年算是一个小甲子，十二年里或是六十年里，每年与一个人、本命年，都有生克关系，或轻或重；而本命年或十二年后，或六十年后，定自己阴历生日的天干、地支，年、月、日、时，以一天干、一地支排列，谓之：生辰八字。时间、定数、生死、福祸、吉凶、顺逆……或在生辰八字、四柱术数运动过程中。总有重复的一次；定数从节律来，变数也从节律来。一轮一轮的本命年，既是节律、定数小周天十二年的起头，又是其结束。民间传说中的"七十三、八十四"，都是接近七十二岁、八十四岁这两个关隘、门槛，人的长脉、短脉，滑脉、涩脉、弦脉都因此有了着落。

到了本命年前的一年、两年、三年……哪一年克其本命年，其人短脉，可能比较难过这个坎。然而，有劫、有坎，即有解，有难、有数，则无咎。脉有反映，脉亦有调理。

六部寸、关、尺滑脉兼长脉，气血偏旺，是正常脉。孕脉，也是正常脉。除此，滑脉有三种常见证候，都很重要：其一，有滑脉，为痰湿体；其二，气血过多，偏旺，可能转化为邪；其三，心脑血管心脏病前期。

这三种脉与生命、疾病的对应关系，都值得仔细研究。医者应该在问诊记录上，将滑脉六部状况分别为患者写明，不宜含糊。只写一个"脉滑偏实"，不对。到底是右寸脉，还是六脉，抑或是右寸、关，还是左、右尺，还是二关？都应该写清楚。滑脉，疑痰湿、心脏病，然后就详细地问这位滑脉患者有没有做过心电图、有没有二十四小时早搏计数？有没有过房颤、胸闷、气堵、心慌、胸痛等感觉经历？有没有失眠或半夜醒后，久不入眠？

人有滑脉，左寸未必虚沉，有时候，患者有心肌肥厚之类的心脏病，表之于滑脉，那也是说不定的。

不少体检者以及医生，对窦性心律，相当忽视。

窦性心律现象，有三种：心律不齐、心率过缓或心率过快，都是心脑血管心脏病的前期，得须"治未病"，即早治、善治、根治。

窦性心律指的是联动一控制心率的神经窦有了毛病。打一个不大恰当的比喻，把心脏比为电灯，灯无病，开关出了毛病。

在临床实践过程中，三种窦性心律（不齐、过速、过缓），都被我捆绑在早搏、房颤（甚至连室颤）、胸闷、胸痛、失眠、噩梦等证候，划为心脏病前期，必治。不然，10~15年后，心电图就变异，转化、表现为心电图ST波、T波低置或倒置，对应心肌缺血或梗死，在脉诊时，就可能夹杂结、代脉，在西医领域中，对此类证候，是不去治疗，更遑论"治未病""想治乎"？不过在中医看来，却是要施治的，系统医学的心思与对策，却是可治、应治，力求根治。

为什么？心脑血管心脏病的前景，是争着与癌症当致死的一头号慢性病杀手的宝座耳。

重要的滑脉，是痰湿脉。在古医书上，写过这么八个字"痰致百病""怪病治痰"。多数医者经常引用这八个字，有理。什么叫作怪病？怎么治痰？这是两个密切相关的课题。

怪病，就是各种检查根本查不出来疾患；其症状，也千奇百怪。

在急诊室内，伺候痰涎堵塞患者咽喉，有吸痰器；而支气管炎、肺气肿、老年性慢性支气管炎、慢性阻塞性肺炎、肺脓肿、久咳喘、鼻炎、鼻囊肿、咽炎、扁桃体炎……却极难根治、治愈。这种种明显有痰涎堵塞、附体、作怪的疾病，治痰、治湿、治咳、治喘方法、药剂，在大小医院里，竟付阙如。临床多年看来想去，很多痰、湿、水、饮作祟的疑难怪病的遭遇，确实如此，包括经常被医院放弃治疗的多发性表皮脂肪瘤，也是与痰有关。

患者脉滑，主痰。

人世间有四大慢性病患：癌症、心脏病、糖尿病和高血压。痰是必然存在、不可或缺的疾病构成元素。

《金匮要略》中有一句话："病痰饮者，当以温药和之。"后世业医者，常有误解。

"温药"、"和之"，这两个环节，何所指、何所用？医者不明白。于是稀里糊涂之余，就不大肯用祛痰重剂。

殊不知主脉滑或脉涩之痰、湿、水、饮，是百病中之大症，因缘际会，还会成为重症、危症、死症之关键枢纽；掉以轻心，固然不可；视而不见，敬而远之，那可就成了庸医误治，大忌；贻误生机，大患。

刘渡舟先生治咳喘医案颇多。诸病患咳喘多年，经多家医院确诊为慢性支气管炎并发肺气肿、感冒并发肺炎、过敏性哮喘等；其证有"气喘憋闷，咳吐稀白之痰""晨起则吐痰盈杯盈碗""舌苔水滑"；其脉、舌，有"切其脉弦，寸有滑象""切其脉滑数""苔白厚腻，脉来滑数"。处方用小青龙汤、小青龙加石膏汤、麻杏石甘汤等。

刘老治以上咳喘，善用麻黄等温药，未用祛痰重剂。

《李可老中医急危重症疑难病经验专辑》一书中，有"气滞痰阻"，患者"尹锐华，五十岁，近因感冒，气短似喘，胸脘痞满而呕，胁痛，食入则少腹憋胀鼓凸如孕……项背强痛，头颈不能转侧，脉弦滑，苔黄。此症既有外感，又有内伤（暴怒伤肝），其喘、闷由痰热肥甘积于胸膈；胁痛由肝气郁结，又加寒束于表，太阳经输不利……拟疏肝和胃，化痰消积，兼顾表邪。柴胡10克，白芍30克，葛根60克，枳实、酒香附、川芎、郁金、桔梗各10克，莱菔子20克（生炒各半），炙甘草15克，瓜蒌、生半夏各30克，黄连10克，鲜生姜10片。药进1剂，诸恙均退。"

这则病历，脉、证一一对应，药、证丝丝入扣，是一份好医案。病脉弦滑，是复合脉；弦脉主肝胆、主痛；滑脉主痰。以莱菔子、瓜蒌、生半夏、鲜生姜祛痰止呕；葛根等治"项背强痛"……"若概用升补，便有实实之过。"

此书论《金匮》痰饮三方治内耳眩晕症"项内，取"泽泻汤""小半夏加茯苓汤""吴茱萸汤"，三方合用。

中医脉诊，理应将患者滑脉和治痰祛湿相联系。缘由与过程，还在老调重弹的八个字："痰致百病""怪病治痰"中寻。我对右寸滑实的患者，常用礞石滚痰丸、温胆汤、三子养亲汤，以至三生饮，诸方加味合用，紧接着循脉，补生痰之源：肺、脾、肾，以相应之虚脉定药剂。施治必用"系统论"。

时间变，药剂治疗搭上季节、时间，须能对证、对脉，服用后二三日，必然脉变、证变，滑脉平、虚脉实。病变，人变，生命进程也会变。泻痰在先，经常被定为系统连锁药方的首方与切入点，服下泻痰方两三剂，即须转方。

有痰就有邪、有毒，在体内滞留、变异。

在人体内，痰、湿、水、饮能互相转化，还能在体内脏腑、经络间移位、阻挡其他药剂之吸收、效用。闭门留寇，变症蜂起。

切记："痰不受补。"类而推之，"邪不受补"。"闭门留寇"乃是医家大忌。

人患癌症，首经癌细胞聚拢，癌体就把那些死亡细胞，攻击它的毒，变成痰，包住病灶，保护癌肿。患者这就有了滑脉、涩脉。滑脉主痰，涩脉主瘀，阴阳脉。涩脉沉，而似刀锋细、微，但极沉兼虚或弦，十有八九是癌肿所在病位。

人体至少有7种免疫体系。白细胞最普通，却不攻击癌体，又不能吞噬癌细胞、癌肿。为癌症患者验血，白细胞数正常，甚至会下降。白细胞主要是对细菌、病毒施行攻击、吞噬。

从人的胸腺分泌产生的T型巨噬细胞，有吞噬癌细胞的功能。有的医院，为癌症患者注射胸腺肽，就是缘于此。

痰，有痰毒，包住癌肿，免疫系统就被阻挡在痰涎之外。T型巨噬细胞接触不到癌细胞，坐困愁城，无可奈何。

患者有滑脉，治痰必效。疑难重症患者，经常要从治痰入手。痰不受补，越补越凝、越结、久匿脏腑深处，有时可形成一颗极透明、极圆润、极滑实，如珍珠般大小的"痰珠"，甚至可以在药力清泄下，由咽喉吐出，用以上祛痰重剂，合清消药剂，可消弭少数俗称"脂肪瘤""结节""息肉"等赘生物。反之，有痰阻断，更不受补。故祛痰为我清邪方法之首。

因此，祛痰，在全部系统医学治疗过程中，经常被定为几个连锁药方的首剂，这就实现并坚持了两条治病的规律："痰不受补，邪不受补"与"先泻后补"。

病痰滑脉与正常滑脉不同，正常滑脉，有柔和的内劲；病痰滑脉，有一股"邪劲"——其实即"邪实"。用药后，原来明显的滑实脉象，很可能迅速转为涩脉或沉虚脉，可活血祛瘀（对涩脉），亦可补肺、脾、心、肾（对沉虚脉）。

痰病滑脉，多数在寸口右寸，或在气脉三部。故痰多在肺胃二部。肺是娇脏，较弱。有病，就会在脉上反应。祛痰，立刻出现本脉。

患痰湿病者，肺脉多为其本脏；本脉多虚、弱、细、微，为阴脉。但从肺系统来治痰，咳、喘，必先祛痰，后补肺、再强肾。系统连锁路线图十分清晰。这是正途、是大道，必效。

肾主水。痰湿为水所变，为邪、为毒，不成津液、即入痰、湿、屎、尿。

人有吸烟恶习，必积其毒。长期刺激肺叶，进而分泌痰液，即起病。

人类，无论归属什么样的人种，胸腔内的肺叶必有五片，确切地说为左二右三，是内脏器官中数量最多的一种，此乃天生。

人以肺呼吸，以肺联结天与人类生命之延续。

有痰湿、有囊肿、有滑脉之患者，应祛痰，并须切实少饮水，以薄其水源。

滑脉有比较明显的不同层次。可称之为：脉之量度。有很滑实的脉、有中等的，还有一种叫沉滑。一部脉象同为滑实，竟然其量度至少应分为重、中、轻三度，够了。

有一位老妇，已经被医院确诊为"慢阻肺"重病，难治。服祛痰药剂，吐出不少东西，很奇怪，其痰有五彩，紫、黑、黄、白、红、灰，各种颜色，稀稠不同。还有硬结如珠的痰结、痰块，更奇怪。患者本来不能平卧，属"慢阻肺"加"肺气肿"，右脉滑实甚，用第一个祛痰的方子，效就很明显，吐出很多东西，右寸迅速转变为沉涩脉。还有一位患者也类似，给她第一次开了3剂药，吃了2剂。从大便泄下来的黏涎性浓痰甚多，大概是从第3天开始泻，泻下来的多为黑稀便，黏性大，同时也吐痰，吐过1天，黄色、胶结、带一点血丝。这样，其胸得以宽松，但是人很虚弱，这个时候要赶快停药。痰，不能久泻，泻得猛，泻得重，能把一个人泻死，或者得肺炎，发高热，也可能得缺血性中风。

泻痰不能过度，最好分几次，交替一泻一补，或一泻二补，一泻三补，缓而固之，不可以大笔一挥，开个 7 剂祛痰。祛邪，包括祛痰，务宜谨慎。

对"事不过三"这句话，可以在此借用一下。

"泻痰，决不可过三。"3 天、3 剂、3 轮，都包含其中。至少在祛痰这个行当上，必须用上这四个字。3 剂为度，不可逾越。稳妥一点，保守一点，1~2 剂，立即转方，补其空档，补肺、脾、肾。不可连续用攻癌泄便、祛痰这类药剂，少泄、慎泄，动其瘀滞壅塞。继之以补虚，当为系统连锁治疗药方的第二接力棒。用泻痰一方 1~2 剂后，必补。此时、此地、此事，"事不过三"，该拐弯了。这才是"仿生"，选取、成就无处、无时不在的"螺旋形运动"轨迹与程度，善。否则要出事、出大事。

古人曰："效不更方。"我对患者，则是"效不更一轮系统连锁药方"，还是"螺旋形运动"进程。一轮一轮地"观其脉证，知犯何逆，随证治之"是也。

就这么着，给他一轮一轮地吃，有泻有补，含阴阳五行运转生克的药方，"随证治之"。把生痰的源头修补好，痰就越来越少，患者可以出门干活，可以平躺，终至病愈。

滑、涩脉，是较难被医者透彻理解并确切掌握的一对病脉。滑转涩、涩转滑，尤其难于理解、诠释。不少医家的书籍、医案里，很少提到滑、涩脉，深入论而述之，结合痰、湿、水、饮、瘀、阻，更是凤毛麟角。其基础、条件、治则、经验，在西医医学理论与实践中，都没有痰、湿等生理、病理、医理、内容、方法之论述与经验；更不知道"滑脉"竟是痰湿病脉内涵、本质，联系到心血管、癌症、血压、内分泌的诸般疑难重症。

《伤寒杂病论》中论述痰、湿、水、饮甚详、甚细、甚深。清代傅山亦曾缕述论痰。

其实，中医典籍医案中，有痰、湿、水、饮、瘀、阻的大量信息、经验，有待理解、研究、传承，尤以张仲景之论述，最详尽、最深刻、最准确、最经典。

知滑、涩脉，治滑、涩脉，是中医脉学脉诊之精华，多方位、多方向联系、多元生理、病理、医理系统，归结于阴、阳脉，与虚、实脉比肩、担纲。"数之为千，推之可万"。系统联系统，系统套系统。

滑、涩二脉，重要。抓住这一条，慢慢试用祛痰、补脾、强化肺肾这个系统连锁方剂，以脉治证，以证治脉，治其未病，说不定就可能让很多痰湿证患者，在其"未病"时间段内得治。

人体内，五脏六腑、十二经络，自然天成构成的生命转化系统，生生不息。器官、脏腑、生物、物质以及无形、无质的能量场的系统力量，一定大过个别生物脏腑的力量；1+1 > 2，而不是 1+1=2，不是简单的数学计算，而是一个系统逻辑。

为各种患者祛痰，治滑脉，看起来是一个物质加减问题，实际上并不尽然。那是患者生命与疾病的整体内环境、内条件的改变；针灸通达经络，是能量场的输送、进出的"以通为用""以通为补"，就是人体内环境、内条件的改善与变异，在气血、在阴阳、在潜能、在生机，不是单一对抗。人体内"阴阳五行转化"来自天、地、人巨系统的存在与运动，来自五运六气。不懂真谛，不可轻言"取消"。

治痰、治滑脉，有几个药方相连锁，这就是"系统医学""系统脉证"之重要性。若干内外系统怎么配合、怎么平衡、怎么震荡。治病的基本规律与方法，分阶段、分对象、分生克、分虚实。

局部"药专力宏"，整体"浑然天成"，这是与相对单一、切割的传统分科、分器官治病方式、方法有所不同的路径与模式。

系统连锁药方的每一环节，却偏于单一，偏于"优势集中"，是建立在战略基础上的战术突破。彼此部分之合，为一整体，有互相利用的，也有互相爱护的，予以有机融合，宜集勿散，宜精勿多。用大黄宜量少，少泻实脉；配附子须准，独守虚损。并存转化，千变万化。

如此治病、调理，协助患者体内正、邪物质与能量，尽可能向良性层次与境界转化、发展，"扶正祛邪"。人体的健康和生命，就会好上加好，顺上加顺，吉。

有滑、涩二脉的实践经验，前期的癌症和心脏病都可以被发现，都可以被治疗，也可以侧重于预防、可以"治未病"。即使没有发现癌肿，甚至没有任何生化指标的异常，就先治阴阳脉。治痰、治脉、治系统，这就是一种"治未病"。

滑脉，连同其阴化涩脉，可以调整，可以校正。调脉，相当重要。善"治未病"的医者，应是此中高手。

应该懂脉，治脉。不懂脉，就不懂得预测，就得不到患者可相对比的全部信息。"观其脉证"，是信息、知觉、内证、基础，而且，其脉、证两部分，重要性和分量，几乎是一半对一半，二者可以互相印证、转化、补充，落在医者的"内视"功夫上。

这里，用得上老子《道德经》中的一句话："大音希声，大象无形。"既有象，又无象，灵机俱在心中。

糖尿病和高血压相类似，都是内分泌疾病，阴阳不平衡，是其脉证特征。

原发性高血压和继发性高血压都与肾上腺素和去甲肾上腺素彼此之间转化和平衡有关。病危患者，血压降低，在心脏几乎停跳的情况下，现代化大医院进行急救，首先要注射肾上腺素，提高血压，使心脏重新跳起来。此其因也，亦其解也。

肾上腺素属阳，去甲肾上腺素属阴，就是调整肾阳、肾阴，促其平衡、恢复、转化，筑其根基，"复根"是也。

2型糖尿病，可以根治。抓住几点：第一，右寸或右脉滑偏实，祛痰；第二，活血；第三，补肾阴，或者补肾阴、肾阳。

《医宗金鉴》说"左寸心膻"。涩脉即为血瘀、血亏，血不养心，心少统血。左寸主中医心脉病变，包括了现代西医的心脑血管心脏病系统疾患症候群，以及脑部的病变。其左部脉为涩或濡或滑，尤其见于沉取左寸，提示血脂偏高，血液黏稠度也高；同时可能有动脉粥样硬化。粥样硬化，即痰湿凝聚壅堵之聚集变性之谓也。动、静脉内血栓，形成高血压，进而发展为高血压性心脏病。

左寸脉的变化，涉及心、血管、脑部，甚至包括内分泌、骨髓、免疫等状况。从这个层面讲，左寸"心主神明"的功能，正确。

左寸与心血管疾病的关系，独一无二，极其密切。

同具浊、硬、涩脉者，预后可见心率慢者，易发生心肌梗死或脑部血管梗死，反之，易致脑出血。

关于脉诊右寸，《濒湖脉学》言主肺。言虽简，如今视之亦正确无误。经多年实践、考证，并经西医学和仪器不断校正，我认为其诊断疾病范畴可以具体化，并始终言明脉诊右寸主肺，亦主脑。

右寸主肺，千真万确，但需细化。气管堵塞、支气管炎、肺炎、肺结核、肺气肿、哮喘、肺癌，均可通过对右寸的脉诊，初步予以探明、确定。肺源性心脏病应归左、右二寸脉象合参，几乎必用大、小青龙汤。"邪之来路，即是邪之去路。"

对左关，古人曰主肝。不错，是能反映肝脏的一些问题，同时其变化亦反映胆囊、胰腺、血流以及情绪、意念、性格等的一些病况。

实践中反复验证，胰腺炎、胰腺癌患者的病况，也是在左关位上反映，与右关亦有关联。

患者患胆囊炎，其脉象多为：左关沉虚；或左关虚，右关略弦。

患者偶感右肋下有短暂的轻微疼痛，尤其容易在受凉、酒后、暴食或多食脂肪食物以及鸡蛋，加上紧接着的较剧烈运动，或受风寒后发生，左关沉虚、右弦，胰腺炎或可能发展为胰腺癌前期。

"未病"可由脉诊在病证发生前发现。脉证之间，常有时间差。

B超检查，大部分患者可被查出胆囊壁毛糙或粗糙，亦有部分患者B超检查，什么也发现不了，但循此脉诊，按胆囊炎治疗，仍可立竿见影。

胆管癌患者，其脉象为左关沉虚弱或极沉虚弱，右稍见弦，并伴有不同程度的涩。有患者肝区疼痛，巩膜或皮肤会出现不同程度黄染，大便由黄逐渐转灰、偏白。亦有应于结石症。

胰腺癌患者脉象，与胆囊炎患者相似。怎样从左关位上直接感受、区别胆、胰各自有病，可在先行切脉时，发现脉象类似胆囊疾患，经问诊，知患者右侧还是左侧肋下有相应病证，再行拟诊。右肋无异常，而左肋下有痛感，或曾出现过，为胰腺炎，实验室多见血液中淀粉酶有不同程度升高；亦有胰腺癌可能，视其脉阴阳分离部位及程度，用艾条温和灸与服中药调理，可治。

对患者右手关位脉诊，《濒湖脉学》言主脾胃，根据临床经验，对于分别右关脉之"量度"，可以比较准确地诊断胃部疾病，而且兼及中气，以及整个人体能量与场的强弱，且与胃镜等检查结果相吻合。

大部分女性都会患有不同程度的妇科疾病，中年妇女患妇科炎症者较多。其脉，双尺脉明显沉虚，重按几无；兼肝郁、血亏者，有程度不同的白带出现。肝、血有热，白带发黄、有气味，多为湿热下注。白带清稀如水，有寒，或偏凉。其治法不同。

在此过程中，医者应特别注意并寻找涩脉，或浮取脉滑偏实、沉取脉涩如刀刃，得防妇科癌肿。

问诊核对，可知白带偏多而呈黏液状者，多为细菌性感染；块状、粉囊状者，多为真菌感染；下阴瘙痒者，多为湿热下注过甚，如滴虫感染，亦有混合感染者；兼及西医称为"白塞病"，即中医谓之"狐惑病"者，均可用苦参、土茯苓，外用浸泡治疗。

左、右尺均有涩脉出现者，多为子宫肌瘤或者双侧卵巢囊肿。区分方法：唇下颌部，无黄褐斑者为囊肿，有者为子宫肌瘤。涩脉越重，则肌瘤、囊肿越大。而单侧出现涩脉者，为对应侧卵巢囊肿，大小亦依涩脉强弱而定。

患者尺部涩脉越强，尺脉强度越差，预示妇女有患不孕症的可能。

脉之弦濡

弦脉，古医籍中述："端直以长"（《素问》）；"如张弓弦"（《脉经》）；"按之不移，绰绰如按琴瑟弦"（巢氏）；"状若筝弦"（《脉诀》）；"从中直过，循然指下"（《刊误》）。

弦脉的主要特征是："脉来端直以长，直上下行，状如弓弦。"

典型的弦脉，脉搏当为满张有力之阳脉；但亦可出现弦而无力之脉，为阴脉；或阴中阳脉，亦得一见。这个说法，是以脉之虚实为纲，以弦象附之。

《素问·平人气象论》曰："病肝脉来，盈实而滑，如循长竿曰肝病。"

弦主癥瘕，主痛，主病在肝胆。癥瘕乃气、血、痰搏聚而成。

真脏脉亦见弦。《素问·玉机真脏论》曰："真肝脉至，中外急，如循刀刃，责责然，如按琴瑟弦。"脉弦劲不柔，失冲和之象，乃胃气败。俗称为"肝木克土"，乃弦脉之始。

《素问·平人气象论》曰："平肝脉来，耎弱招招。"软脉，即是濡脉。

《脉经》曰："软，一作濡，一曰细小而软。"其形"极软而浮细"。

后世脉学皆以《脉经》为准，将细而无力之脉，称为濡。

肝者，木也。其本脉微弦，濡弱而长。"肝欲散"，肝病脉自得濡弱者，愈。

正常的濡弱者，肝家之本脉，非病也。

然左关脉软弱之中，而有弦牢之意，则肝平。但有濡弱而无弦牢，谓之"不及"，则得虚性肝病。

虚性肝病，即是血亏；不等同于现代化西医所定名的各种贫血。

《四圣心源》曰："春脉如弦，其气软弱轻虚而滑，端直以长，故曰弦。端直以长者，弦牢之意。盖木生于水而长于土，木气不达，赖土气达之，土气不升，亦赖木气升之。冬令蛰藏，水冰地坼，一得春风鼓荡，则闭蛰起而百物生，是木能克土而亦能扶土。以乙木之生意，即己土之阳左旋而上发者也。生意濡弱，则土木之气不能升达，而肝脾俱病。"

气化于戊土而藏于肺，血化于己土而藏于肝。

《四圣心源》曰："脾藏营，肝藏血。肝脾者，营血之原也。"其脉濡弱，则营血虚衰。

《脉法》有提示，脉者诸濡亡血，诸弱发热，血亡则热发也。伤寒脉濡而弱，不可汗、下，以其血虚而阳败也。

弦牢者，木气太过，濡弱者，木气不及。太过则侮人，不及则人侮，均能为病。

濡即软。软脉的特点，脉体柔软，可浮可沉、可大可小、可数可迟。软主湿盛、阳虚、气血虚。濡脉偏于主血虚而不主阴虚。

《古今医统》曰："濡为气虚之候。"《医宗金鉴》曰："濡，阳虚病。"有濡脉，在气分三部，即右寸、关、尺，侧重于主阳虚、气虚。六部，寸、关、尺濡软无力，阴阳、气血都虚；沉濡脉象，更是如此。

脉濡弱，如兼沉，"沉主里""沉主水"，湿遏气血之候；可验之于舌，其苔白厚腻；或舌面无苔或少苔，但得水滑舌质。水滑舌者，水未化湿也。苔白腻厚或见腐，水已化湿也。临床治效不同。

濡脉亦主外伤、暑湿，得防低热，湿温。故濡脉常偏虚浮。内伤虚劳，亡血伤阴，阴失潜敛，虚阳上泛，此时脉亦偏浮。

雨淫、暑湿，为外邪。机体为抗御暑湿，气血可能奔集于表，脉可偏浮。阴血两伤，无以维阳，虚阳不敛，脉亦现浮。于此类患者，宜缓求、慢调"阴平阳秘"，敛阳补阴，保持血气平衡。兼濡软的浮脉，不是浮缓桂枝汤证，也不是浮紧麻黄汤证。

弦脉对应濡脉。

弦脉表肝胆病，主痛，主气。

唐代孙思邈之《千金方》曰："妇女之脉，常濡弱于男子。"

《脉经》载："小儿脉呼吸八至者平，九至者伤，十至者困。"

张景岳曰："持脉之道，须明常变，凡众人之脉，有素大素小，素阴素阳者，此其赋自先天，各成一局也。"

清代董西园在《医级》中也说："瘦者肌肉薄，其脉轻手可得，应为浮状；肥者肌肉丰，其脉重按乃见，当为沉类。"

张三锡认为："人肥白，脉多沉弱而濡，或滑，以形盛气虚，多湿痰故耳。人黑瘦，脉多数疾，或弦，以阴水不足，火常盛故耳。"

《素问·方盛衰论》曰："是以形弱气虚，死；形气有余，脉气不足，死；脉气有余，形气不足，生。"

《素问·玉机真脏论》曰："形气相得，谓之可治……形气相失，谓之难治。"这句话，撇开了生死之断，冷静了一点点。

中医诊脉，历来重视胃、神、根的有无，因此才有"有胃气则生，无胃气则死""得神者昌，失神者亡""脉有根本，人有元气，故知不死"这些断语。

脉有胃气的形象，吉。

《三指禅》中称"缓即为有胃气"；《素问·玉机真脏论》载"脉弱以滑，是有胃气"；朱改之认为："脉健旺者，按之柔和、微弱者，按之应指，便是胃气。"这几句话，说得很有意思，颇有点相对论的味道。

李梴所著的《医学入门》，比较详尽地指出：脉来"不大不细，不长不短，不浮不沉，不滑不涩，应手中和，意思欣欣"，即为有胃气的脉象。因胃为水谷之海，为后天之本，是人体营卫气血的源泉。得其中和，为吉。

《灵枢·终始》说："谷气来也徐而和。"脉无胃气，是指脉搏中没有从容和缓的脉象，不论是肝脉春弦，还是肾脉冬沉，如果缺乏从容和缓的征象，就可能是没有胃气的真脏脉，病情可能危重。

由于机体与外界环境既对立，又统一，所以结合脉搏，有四时五脏平脉，即有胃气。

病脉者，少胃气；死脉者，无胃气。

死脉又名真脏脉。

《素问·平人气象论》曰："人以水谷为本，故人绝水谷则死，脉无胃气亦死。所谓无胃气者，但得真脏脉，不得胃气也。"

脉不得胃气，就是《素问·玉机真脏论》中说的只有真脏脉，而不见胃脉。

在审断预后良恶时，又应脉证合参为宜。至于平、病、死三者的脉象，在《素问·平人气象论》有较详细的论述。

胃脉的形成，来源于谷气。

《素问·玉机真脏论》载："五脏者，皆禀气于胃，胃者，五脏之本也。脏气者，不能自致于手太阴，必因于胃气，乃至于手太阴也。"

故平人之常气禀于胃。胃者，平人之常气也。

得濡脉、软脉、弱脉者，不应骤补，宜调理生活方式，以食补为主，在质不在量；以"药食同源"补，以静坐调息、存储能量补。这种补，要点主流，要知常缓，伴以时间，润物无声。

对这三种脉出现，当先求脉平、眠安、气和、神定，治其势亦治其神，不妄定虚、实。

病初愈或愈后，脉多濡、沉、软、虚，宜平补、缓补、食补、气补。脉弦，调心、调神，予以柔化，"补无骤补"，慎之又慎。"以糜粥自养"，是一高招。

张景岳认为："五味入口，藏于胃，以养五脏气，气口亦太阴也。是以五脏六腑之气味，皆出于胃，而变见于气口。是可见谷气即胃气，胃气即元气也。"

人出生后，即赖后天以养先天，养脾胃为后天之本。以五脏六腑的功能活动，皆靠谷气与元气、宗气的补充供养，才能各司其职，保持其生理正常、阴阳平衡状态。而脉搏之来，多资生于胃，故生理之脉有胃气，必见有从容和缓、不疾不徐的脉象。

《景岳全书》曰："欲察病之进、退、吉、凶者，但当以胃气为主。察知之法，如今日尚和缓，明日更弦急，知邪之愈进，邪愈进，则病愈甚矣。今日甚弦急，明日稍和缓，知胃气之渐至，胃气至，则病渐轻矣。即如顷刻之间，初急后缓者，胃气之来也；初缓后急者，胃气之去也。此察邪正进退之法也。"

吕郁哉《谈脉》一文："脉的难懂，不在常数，而在变局。……治吴某之弟的伤寒（肠热病）时，至战汗阶段，汗后突然呼吸微弱，体温下降到

35℃以下，全身冰冷。全家恐惧，认为将死，半夜来请我，我诊其脉，沉细微弱，似有似无，经细寻之，则隐隐约约如有韵律。此刻我的心情稍安，继俯向患者鼻端，听其呼吸，虽声响微弱，但深长均匀，我知心肺既然正常，确信毫无危险，即告家长安心睡觉，不要惊动。我与吴某其兄坐守患者床旁，至东方已白，患者才呻吟一声，睁眼望了我们一下，仍然闭目安睡。我手摸其头额，渐觉温暖。从此再未用药，日进稀粥，以至大愈。经这次经验，领会了缓脉的真实意义。古人云'缓而和匀，不浮不沉，不大不小，不疾不徐，此真胃气脉也'。这里指出久病见缓脉是向愈之兆，不可误认为微迟，妄用姜附，或误认弱，误补气血，造成逆证。"

脉贵有神，实际指的是心脉。心藏神，属火，是人体生命活动的总称，居君主地位。它不仅是心主神明之神，而且包括脏腑全部生理活动的能量与场。神存乃形体充实，代谢旺盛，疾病难侵。神消，则是形体衰弱，代谢减退，易于致病，甚则生命终结，一命呜呼。

神，诊左寸；根，诊左右尺；胃，诊右关。以有、无；定胃、神、根，可断生死、吉凶。

中医历来重视察神。"神存则健，神消则亡"。

辨神气的存亡多寡，应以声、色、形、脉四者结合，进行判断。综合各家的主张，脉之有神，是形体柔和，来去从容，应指有力，不大不小、不快不慢、不浮不沉，是为有神。

清代陈士铎在《脉诀阐微》中载："无论浮、沉、迟、数、滑、涩、大、小之各脉，按指之下若有条理，先后秩然不乱者，此有神之至也。若按指而充实有力者，有神之次也；其余按指而微微鼓动者，亦谓有神。"

"有神"之脉，就是不论浮、沉、迟、数，滑、涩、大、小，各脉之有力、无力，必兼有一种"柔和"之象，也就是在弦实之中，仍不失柔和有力，且脉位中部，应指圆润，从容活泼，若有条理，秩然不乱的境象，是为有神。

李东垣曰："脉之不病，其神不言，当自有也。脉既病，当求其中神之有与无。如六数七极，热也，脉中有力，即有神矣；三迟二败，寒也，脉中有力，即有神也。热而有神，当泄其热，则神在焉；寒而有神，当去其寒，则神在矣。寒热之脉，无力无神，将何持而泄热去寒乎？苟不知此，而遽泄之去之，将何依以生？所以十亡八九。"故经曰："脉者血气之先，血气者，人之神，可以不谨养乎，可不察其有无乎？"反之，脉来散乱，时大时小，时急时徐，时断时续，或弦实过硬，搏指有力，如弹石，如循刃，或洪大缥缈，或微弱欲无，如虾浮，如鱼翔，都是无神的脉象。

《脉诀阐微》载："倘按之而散乱者，或有或无者，或来有力而去无力者，或轻按有而重按绝无者，或时而续时而断者，或欲续而不能，或欲接而不得，或沉细之中，倏有依稀之状，或洪大之内忽有缥缈之形，皆是无神之脉。"所谓"真脏脉"亦属无神、无胃气之脉象。

《脉诀汇辨》指出："盖人之身，惟是精、气与神三者。精气即血气，气血之先，非神而百骸不存，故脉非他，即神之别名也。"保合太和，流行三焦，灌溉百骸。有神，有其物质基础，同时又能促进气血的运行。

弦、濡二脉，难遇。遇则必求其真。

弦脉主肝胆有病；弦脉主痛，痛证多见弦脉。

傅青主跟张锡纯的看法差不多，痛，不管是身痛、头痛、脚痛、腰痛，特别是除骨关节痛以外，筋、皮、肉、经络……无处不痛，尤其痛处游窜、位移者，都与肝有关；如手臂内外皮肌炎症、筋膜粘连、网球肘等患者，皆可见弦脉。

弦脉与诸痛屡有关联。其连结转化，却是变异多端。在中、西医领域中，却是疑难奇症之渊薮与扩展，当从阴阳五行变异觅踪寻迹解惑释疑。

脉之六部

《濒湖脉学》中列举了二十七种脉象；难学、难精，更难实用。

学《濒湖脉学》，是第二层次的脉学脉诊功夫，可以缓一步。初学乍练脉诊者，一般首先是辨识脉的虚、实、寒、热、浮、沉，加上滑、涩、弦、濡，合计十种脉象；或者再精炼一点：滑和弦留下来，涩、濡予以场外休息。

诊脉先取什么？最重要的是什么？是脉之虚实。

习脉学，练脉诊，首先整体取左右六部脉，先浮取，再沉取，分别记下来，整体是虚脉还是实脉，主要是虚脉还是实脉？再分六部寸、关、尺，是五虚一实、四虚二实，还是五实一虚、四实二虚；定其比例大概。

入门必练脉。

共两种取脉方式：浮取、沉取。左右手腕寸口脉，合计四种脉诊方式、方法。然后，左寸、关、尺和右寸、关、尺，各结合浮取、沉取，即得十二种脉诊手法。合计十六种脉诊方式、方法。

有没有兼脉？有没有异脉？习练摸脉者，必然可以记录下来每部脉诊的脉象，这就是通途，有驰骋的宽阔与时间了。

病之寒、热，开始阶段，结合病脉之迟、数对应来确定。尽可能反复四诊合参，"观其脉证"。这是无穷无尽、无休无止的探索、克定和否定，是螺旋形、开放形、非线性的系统变异进程。

脉之虚实，摸准了就先知其相应的脏腑和经络的虚和实。虚属阴，实属阳；阴阳分明。阳常热，阴常寒。常综合、分析，间以模糊量度，再分外热与里寒，或外寒与里热，再分经络，天时、地利、人和，体内精、气、神，身外时间、空间……再度或三度，核脉之迟、数。

学练脉学脉诊，要先把虚实，即阴阳两种脉象分隔开，因为虚转实、实转虚，多少有一片"灰色地带"：可虚可实、亦虚亦实、不虚不实……那是模糊数学的领地、混沌境界的王国，最容易混淆。

为什么虚实、浮沉、数迟、滑涩、弦濡中，单独拿出虚实，也就是因为虚实两者不容易混淆，也因为虚实最重要、最容易学。从此入手，先诊全脉，再分六部。求脉学、脉诊之"上工"境界，就再诊全脉，再分六部。螺旋形、非线性运动、前进深化，求真、务实，务实、求真；调息、敛神，敛神、调息；医患之间走向"融合"，是为"系统"运动过程。

对付重叠、纠缠、转化不止的人体生命系统群及其脉诊，得其信息群，医者总要寻一个切入点，从哪个地方进入复杂的系统群？然后怎么样照顾全面？就是先取其一点：虚实。

这一点，不是孤立的，它们整个脉证都在医者头脑里，辨脉，先整体切脉后，必予单取，或提二指而单取。脉之六部，大抵分明，信息尽入其中。

如此论脉，学练脉诊，取其一点、一脉、一证，切入生理、病理、医理、药理这些系统群，立即回到"观其脉证"这个基础上。六部脉，即左右寸、关、尺，合而为一，就是大道至简，大道归"一"，是部分和整体的关系。

从这个"一"之整体，要找一个分离的点、线和系统的切入。就是十二个小"一"。脉学脉诊道理与实践，就此容纳了时间、空间、意念和人体生命这具复杂性巨系统，融合在阴阳转化、辨证治病的全过程之中。

中医理论中有八纲，即阴阳、表里、寒热、虚实。相应脉诊：浮脉、沉脉，候表、里；迟脉、数脉，候寒、热；虚脉、实脉，候虚、实。而"沉、迟、虚"为阴脉，"浮、数、实"为阳脉。大抵如此分野、铺排、定板；不过虚、实、浮、沉、数、迟……之间的分界与转化，都是模糊的一个区域，可能是：非阳、非阴；似阳、似阴，各自有其瞬间与量度。

阴、阳是八纲的总纲，代表事物的两种相成、相反、相合、相转化的不同属性。在诊断上，临床脉证所表现的病理性质，都可用阴阳来概括。

《素问·阴阳应象大论》说："善诊者，察色按脉，先别阴阳。"

医病首先观色、取脉，以从脉搏变化区别阴阳。

张景岳指出："以脉而言，而浮、大、滑、数之类皆阳也，沉、微、细、涩之类皆阴也。"由于机体所表现的阴证和阳证不是绝对不变、不可调和的，而是在一定条件下互相依附、互相消长、互相转化。

以脉象论之，诊得脉来洪大，主症见口渴、壮热、舌红、嘴唇干燥，这是阳盛阴衰，法当抑阳滋阴；诊得脉象沉、迟，主症见腹痛、下痢、舌白苔润，这是阴盛阳衰，法当温阳摄阴；诊得脉来细数无力，主症见午后潮热、颧赤唇红、五心烦热、咳嗽盗汗、舌红少津，兼无苔者，这是阴虚潮热，法当滋阴潜阳；诊得脉沉而有力，主症见烦躁喘满、大便秘结、谵语狂乱者，这是阳盛里热，法当抑阳存阴。

这些病理的改变，必然影响、转移、表达于脉搏，脉象随之亦有不同表象。

在一定条件下，病与脉证之阴、阳，可以转化。

程钟龄在《医学心悟·论汗法》中指出，见"寸脉弱（阳虚）者，不可发汗，汗则亡阳；尺脉弱（阴虚）者，不可发汗，汗多亡阴"。

其中，发汗就是阴阳转化的条件。同时，阴阳本身又可以互相消长。亡阴可因阴虚而阳亢，出现一系列热象，但究属虚证，故脉来似洪实而躁疾，必按之无力；反之，亡阳可因阳衰而阴盛，出现一系列寒象，由于虚阳外越，故脉来浮数而空，甚则微弱欲绝。

通过脉象可以了解阴阳的消长、转化，为治疗提供方向，找到依据。

表与里，是用来辨别病位浅深的阴阳对子，是用来概括表示病邪侵犯人体部位与病情浅深的一种辨证。张景岳说："凡邪气之客于形也，先舍于皮毛""里证者，病之在内在脏也"。

一般说来，表证是外邪侵犯，客于皮毛、肌表、病位较浅，病势较轻；里证是病变在脏腑，病位较深，病势较重。由于机体受邪深浅不同，脏腑禀赋各异，所以两者因其性质不同，有兼寒、兼热、兼虚、兼实之别，也有从寒化、从热化、从虚化、从实化之殊；兼寒、兼热、兼虚、兼实，是临床现实；从寒化、从热化、从虚化、从实化，是趋势。体型、体性不同，阴阳气血悬殊，或兼或从，吉凶难测，这是一种病热，也是一种医道。"道法自然"，自然大道，已经蕴含着阴、阳。

在自然势与道之中，更可根据其传变趋势，以察病情的顺逆。

由表入里，标示疾病向前发展；由里出表，标志疾病向愈。

具体到脉象，浮取为在表，兼数说明表热；沉取为在里，兼迟说明里寒。辨别表里，还须与虚、实、寒、热相联系。分之六部，便有各自不同的"兼脉"或"复合脉"。

八纲之寒与热，是辨别疾病性质的阴阳对子，是被用来概括机体阴阳偏盛、偏衰的两组证候。

《素问·阴阳应象大论》说："阳胜则热，阴胜则寒。"寒热证候是由阴、阳偏盛、偏衰所引起的具体表现之一。

张景岳指出："寒热者，阴阳之化也。"寒证，是感受寒邪或机体的功能活动衰减，阳气不足；热证，是感受热邪或机体的功能活动亢盛，阴气有余。辨别寒热，多从证、脉、舌等方面进行综合分析，才能得出正确的结论。从脉搏来区别寒、热，一般迟则为寒，数则为热。

其实，以迟数求寒热，只占七成左右，并不完全准确。

阳盛则热，故脉见数；阴盛则寒，故脉见迟。这只能说是一般情况。

《中藏经》载："气血热则脉数；气血寒，则脉迟。"寒、热证候的出现，既单纯，也复杂，更有脉证时间差、寒热变异不同。医者应根据辨证方法，对寒、热、脉、证不要孤立地单纯依脉来判断，应对脉、证、舌等进行全面观察、分析。

寒证，是脉多见迟，或见沉、紧、弱、无力等，主症常见面色苍白、身寒肢冷，精神萎靡，蜷卧喜静，舌苔白滑，口不渴或喜热饮，小便清长，大便溏薄。

据前贤经验，患者喜热饮，对拟诊寒、热体质与病性，比较重要。这是阳虚阴盛所致，治当顺其自然，"寒者热之"。

热证，则脉多见数，或见洪、滑、实、有力等，主症常见面色潮红，身热肢温，烦躁多言，口渴喜冷饮，舌苔黄燥，小便短赤，大便秘结。这是阳盛阴虚所致，治亦当顺其自然，"热者寒之"。

中医八纲之虚与实，是辨别人体正气强弱和病邪盛衰的对子。概而言之，虚证，是指正气虚弱不足的证候；其脉，见微、细、弱、涩、濡、短、无力等；实证，是指邪气亢盛有余的证候；其脉，必见滑、实、长、洪、有力等。

由于虚实是正邪消长的反映，所以虚实两者有单独的纯虚，亦有单独的纯实，还有虚实错杂或虚、实、真、假的不同。

从脉可辨别虚实。

徐灵胎说："虚实之林，莫逃乎脉，如脉之真有力，真有神，方是真实证；脉之假有力，假有神，便是假实证。"

六经，指太阳、阳明、少阳、太阴、少阴、厥阴。六经辨证，始于《素问·热论》的"六经形证"，而定于张仲景的《伤寒论》。

六经辨证，是辨别疾病的一种证候分类法。

从病位来说，太阳病主表，阳明病主里，少阳病主半表半里。三阴经证统属于里；从病变的性质与邪正的关系来分，三阳经病多属热，三阴经病多属寒；三阳经病多属实，三阴经病多属虚。

具体从脉象来区分，一般是三阳经病，多见浮、数、滑、大之脉；而三阴经病，多见沉、迟、涩、小之脉。

《伤寒论》中有些条文，把脉列在证先，有的条文，则仅以脉来决定治疗。

卫、气、营、血，是中医生理学上的名称，出自《伤寒论》。清代温病学派先贤用以说明机体的正常生理变化功能，以及这些变化对机体所起的作用。

卫、气、营、血四者之间，有浅深之不同，营、血在内，卫、气在外，进而运用辨证方法，把温热疾病分成浅、轻、深、重四大证型，以得其传变、发展的一般规律。

疾病初起，病势轻浅，多属卫分，若治不得法，便可入于气分，再次则传入营分，最后则传入血分。四者之间，还有一种相互交错的关系。卫分、气分，病势较轻；营分、血分，病势较重。

卫、气、营、血各有不同的症状，具体从脉象来区别，病在卫分，常见浮、数脉；发热，显示了机体防御功能与病邪相争的早期表现。若脉见数而实，高热、口渴、汗出、气粗，这显示了邪气积聚，正气方盛，病入气分，多是白虎汤证；若脉见细数，症见神昏谵语、烦躁不寐，这显示了邪气嚣张，正气欲衰，病入营分，多用犀角、地黄之属为治；皆所谓：病从实化；若脉见虚弱或细数而促，症见神昏、瘈疭、发斑，这显示了正邪矛盾双方，正气处于危亡，病入血分之征兆；所谓：病从虚化。

辨别卫、气、营、血，除运用脉诊外，自清代温病学派始，尤重辨舌、验齿，察斑疹、白㾦，以区别邪在卫、在气、在营、在血，以了解正气的虚实，邪气的浅深，津液的盈亏，温热之轻重、传变。在运用脉诊时，要从整体出发，参合证候，才能详察真相。

中医称三焦，即上焦、中焦、下焦的总称，是分别证候的又一种方法。三焦辨证，一般是根据疾病发生和发展的一般规律，将人体躯干划分为上、中、下三部，并把这三个区域定名为"三焦"。

上焦概指胸中，包括心肺，所以胸中之病，责之上焦；中焦概指脘腹，包括脾胃，所以脘腹之疾，委之中焦；下焦概指少腹与二阴，包括肝肾，所以少腹及二便之疾，委之下焦。

三焦还代表疾病发展的轻浅深重，如外感初起，大多始于上焦，病轻而浅，渐次发展，入于中焦，较严重；再次继续发展，由邪盛而正伤，由实证转为虚证，病入下焦，病情也就更加严重。

这种以三焦分证的方法，与六经辨证意义和作用相似。六经传变，从外至内，以经络分；三焦，由上而下，以体位分；彼此纵横不同，辨证目的则一致。至于从脉象来区别三焦，又应"观其脉证"，以臻完备。

几十年临床以来，对应八纲、八脉，我已冒昧予以修改：阴阳为总纲，单独请出"八脉"之列，当一阵子"核心"和统帅。

以阴、阳二脉，为总的脉象对子，其下，有十个常见、常用、各自分离为阴阳脉象；虚实、数迟（以脉的快慢，初分寒热，可占 70% 左右）、浮沉、滑涩、弦濡。

得这十个脉象，左右寸、关、尺六部，每部都可能中招一种脉象，标而明之，便得五脏六腑、经络阴阳传变之大概"路线图"，系统，隐约在望。数据弹性扩张，临床察脉见证，往往大有助益。当然，患者的六部单脉，各自扣上一顶帽子，不是做出定论，立入档案，而是由浅入深、从表及里、由略而实、从未知而已知之功能。这么学、这么练、这么做、这么求有一定难度。

我为有志于学脉学脉诊者所建议的系统切入点，是脉之虚实。以这十个对子打头，分别给左右寸、关、尺分一分类，得个概念。可得先于之利耳。

分门别类，先行探路，也是一种"无可无不可""系统工程学"。

脉之虚、实，有相对明确性。快、慢可以用钟表来计数。知表、里，就是靠脉之浮、沉两取。

浮脉与虚脉容易混淆，所以与其解释浮脉，不如先解释虚脉，从虚脉入手，同时与浮脉加以反复鉴定和区别。

从脉学、脉诊的虚、实脉，切入到患者体内外全部巨系统群，由单一信息，发展到大数据、全数据、云计算、模糊数学，所求、所望者，人类生命与疾病之真实、真相、真理耳。

患者六脉之各自虚实，是决定性的信息因素，而且对脉证下药，药效非常明显。可臻"一剂知，二剂已"的知、悟、行、效的功夫水平。北京大医院里的"治未病中心"，就可以把可治、应治、治验而后"归根"的疑难重症，列出来，可以在癌症、心脏病前6~13年，诊断出疾病，可以提前为患者"治未病"得效。

虚脉和实脉，经常是虚与寒联系，实和热联系，但是实际未必。虚有虚热、虚寒，实也有实热、实寒，虚热和实热不同，虚寒与实寒不同。这四种情况，都自在、自为、自组织，都在医者知识、意念、经验、教训、智慧领域中，来回晃荡，有所存储，有所拐弯，有所隐匿，各自反反复复"躲猫猫"。

各自病因、病程、治法、路线都不相同，有时还完全相反。全局在医者意念，主次分明，便是佳境。

人体生命、健康与疾病系统，亦分虚实、阴阳。求知系统，首取虚实，只是一个方案、一个假设。如果医者从虚实夹杂、虚实转化的过程深究一步，便又出现了新的、未知的系统群。

在很多情况下，人的体质有综合性、系统性、变异性、随机性……其证、其双手六部、取十六种方式的全部脉象，常常是有虚、有实、有浮、有沉，这是没有办法的事情。

在现代化西方生命科学理论中，人体生命体质，被分为黏液质、多血质等。这些体质分类，都可以与中医脉学、脉诊相比较、相结合，信息多端，兼收并蓄。

医者指下、心中，一般可以有四个板块。从六脉寸、关、尺六部脉象中，抢先拎出打头的虚、实两种脉象，各自厘清这四小板块。虚寒、虚热、实寒、实热，对患者体质、趋势、预后、生死、论治、处方……有个大致信息群，如此就可能有比较准确、全面的理解。

要先看虚、实。"虚则补之，实则泻之"这八个字，就可以顺理成章，立刻跟进；灰蛇千里，首尾相顾。如果没有记住"虚则补之，实则泻之"这八个字，一步走错，可能满盘皆输。

四系统、四板块就是十纲、十脉：虚实、迟数、浮沉、滑涩、弦濡。

其要，是整体的虚，整体的实；其次，一个是六部，左寸、关、尺，右寸、关、尺。哪几部虚，哪几部实，或者一部虚、五部实，或者两部实、四部虚……

中学数学课本里，有"排列与组合"。以六部寸口脉虚、实为切入点，就有多种排列与组合的可能性。

看患者面色发白，手脚凉的就是虚寒，还要赶紧诊脉。六部脉，如果五虚一实就是以虚为主；先治实，再补虚，"以平为度"。五实一虚，就是先治虚，再泻实，以实为主。

如果两个寸脉都虚，为上虚，多为阳虚，就可以用黄芪、杏仁、炙甘草、制附片、酸枣仁煎汤常服；"上虚则眩"，则会慢慢消除。逐步侧重、偏向两寸所立的脏腑、经络的阴阳构成及其属性、趋势、本质规律。

摸脉，如果不分整体以及六部，不分左右寸、关、尺，不考虑阴阳五行"圆运动"，不融入"系统三论"，摸脉就等于没有入门，或者说没有过关。

依我之见，光是左尺肾阴，就至少代表4个西医解剖、功能领域中的生理、病理系统。到底是内分泌，还是免疫系统？到底是骨髓，还是副交感系统？是补还是泻？是寒还是热？六部脉，何者先？何者后？

在现代化西医领域里，临床上将高血压、糖尿病划属内分泌科。为什么？因为高血压与肾上腺素和去甲肾上腺素平衡、转化有关，糖尿病与胰腺的胰酶和胰岛素的平衡、转化有关，都是内分泌失去了正常的阴阳平衡震荡转化功能与作用的结果。

从脉诊来讲，这两种病，经常是左尺肾阴脉沉虚。根治这两种病，就必须特别注意补益肾阴。缓补、久补、间断补、持续补。不必顾及寸、关部有邪、有痰。

脉之量度

古医籍中说到传统中医脉学脉诊，历来以感觉、形象、比喻……即赋、比、兴的符号来定性、探索、联络、求证。诊脉如此，识证亦然，约定俗成，承传三五千年，岿然独存于人类多元文化之林，比较起来，较少有什么量化、数理化之论、之说。

到医、患双方接触而彼此传递信息之时，信息之中，却一定有数量的信息，或显或隐，蜂拥而来，物我相应，目不暇接。这样，才能寻得医药、疾病、治疗处理之种种路径，求得人类生命、健康、转化、生死、承接之分解和真实。

就这么看，传统中医药领域中，没有或者遗缺科学化的"量化"？未必！

我所创言的"阴阳脉"，已在前几章缕述如斯；而这一章所论述的"脉之量度"——"量"是名词、"度"是动词兼名词，简单两个字，包括了"脉之量度"的整个内涵和外延。

20世纪70年代初，我开始接触右阴、左阳的"阴阳脉"时，还是一头雾水，不明所以。其后，经过几次对阴阳脉的比较，我逐渐对之分别划定了三个层次量度，记录为："左阳（或右阴）极度""左阳（或右阴）明显""左阳（右阴）略见"，其实就是：三个量度：重、中、轻，或曰：上、中、下，三个量度。瞬息皆在意念之中，这就是本章"脉之量度"之应有之义，聊作参考耳。

那么，左三部或右三部各有三层量度，那不成了苟一指脉，心神所至，与之脉象，岂不是变成六弦？对头！

老子曰："道生一，一生二，二生三，三生万物。"三是系统，也是千万、亿万具有极度开放性、复杂性的非线系统群联结、转化的起始。中华民族传统文化体系中的术数观、术数论如是探究与表述，其复杂度、深度、广度、高度与相应的时间场、时间系统，都是运动中、转化中的物质和非物质的客观存在。"数之为一，推之可十；数之为十，推之可百……数之为千，推之可万……""万"之后呢？是无限、无穷的非线性系统群？有混沌吗？有模糊吗？……有量度、有层次，同时又没有量度、没有层次？应对于人和人类的生命及其脉学、脉诊，是不是也相同？或至少类似？

那么，以数字约而言之，应该是符实的，又是可以"推而论之"的吧？"推之可万……"却以"三生万物"这么四个字概括之，总可以是一家之言罢？

近几十年来，接触到相当数量的疾病，我顺便学了一些现代化西医知识。在肝胆疾病中，一般熟知的"脂肪肝"，就分为"重度""中度""轻度"三种。以量化视之，属于范围性质，也是"三"，各自以其性质、内涵、程度相区别；三个范围之性质，医、患、护三方，大抵都心知肚明，但却都不能以具体固定的、孤立的数字表述之，"三"个范围之间，界限具有混沌性……凡此种种，都具有"模糊数学"的本质特性。

张仲景十分重视人体正气的存在与作用。《伤寒论》中处处体现了"保胃气、存津液、护阳气"的思想。对"胃气""津液""阳气"，张仲景当年应该怎么量化？

以脉象定相关的量度，对胃气、津液、正气进行度量判断，是张仲景查究正气盈亏的重要方法之一。

《黄帝内经》说："形气有余，脉象气不足，死；脉象气有余，形气不足，生。"这段话，说明《黄帝内经》认为，脉比证更能够提前、提早向医生和患者提示生与死。患者与平人的脉和证，有"时间差"。

脉象为人体根本，发现脉象有病象，形体正常，及早予以重视和防治，得占先手。这是人类脉象与健康、生命之嬗变，脉证有"时间差"，就是这么来的。脉象病，标志着其人之根本有疾、有伤，甚至有大疾、大伤；脏腑可能已无生气。反之，外形虽病，而脉象正常，则知其根本未伤，气血犹可，虽然自觉病情较重，但实际病情可能较轻，预后良好。

以中医脉象划定量度、取"治未病"思想为导向，脉象具有对人体正气亏虚及早察觉的功用，能够比疾病证候尽早地反映正气和病邪的盛衰程度。有大用，也是实证。

《伤寒论》第21、34、140条，均以"促脉象"表达人体正气之量度。其第21条是太阳病被误用下法后，表邪内陷的变证。其"胸满"，乃患者胸阳受到损伤而失于阳气伸展所致。其胸阳虽伤，但邪并未全陷，仍有欲求伸展之势，此主要反映在脉象势明显急促。"脉象促"是正气抗邪于表的反应，表示正气犹有余力，可能鼓邪外出。第34条曰："脉象促者，表未解也。"第140条曰："太阳病下之其脉促，不结胸者，此为欲解也。"都是依据患者脉象促，而推断邪气内陷之度及正气之量。

这些"促"脉象与阳盛，则所"促"之"促"脉象的机制不同，不可混为一谈。

《伤寒论》第178条，以"结""代"脉象，表示患者证候轻重有别：两种脉象均有歇止，不过，"结"脉的歇止为一止即来，且止无定数；"代"脉的歇止为良久方动，并止有定数。

这两种脉象，同主心脏气血亏虚，但虚的程度不同。一般来说，脉象"结"者，病轻；脉象"代"者，病重。故"结"为病脉，"代"为危候。然而"结""代"脉象并不都主虚证，医者必须予以具体分析。

以上所论，为笼统来讲的正气量度。细分之，当包括正邪、寒热、虚实、阴阳等方面，各自有其不同的量度。在其枝叶繁茂处，又是一番、一层"三生万物"。

从临床诊治疾病的角度看，滑脉，少则分为强、弱两个量度，多则分为强、中、弱三个量度。"二生三"，"三生万物"，兼收并蓄，在医生转念之间。

这种脉象量度，是客观存在，有位、有数、有势，运动的正邪、阴阳脉证的对应现象，是更深一层的分析与对策，也是中医脉学脉诊的精华与扩展。

每一部单独脉象、由浮取之极浮，到沉取之极沉，还有不同的"度"，谓之"脉度"。这种种说法、论述，不是古人脉学脉诊，今人亦曾论述"脉度"如是，可一试。

我诊治过的患者中，有一位4岁多的儿童，小名兔兔，他一顿饭吃3

碗面条，食量特别大；其额头胀，隐痛，腹中曾经大痛过。胃肠道2次大出血；便血1次，呕血盈盆1次；在北京某医院就诊，已发"病危通知书"。患儿住隔离室，腹痛、胃疼、大便如蛋花，日数次，经观察、检验后，初步确诊为糜烂型胃溃疡。其溃疡有3处，最大一块溃疡，在胃窦附近，直径约4厘米，胃黏膜里有一个凸起结节，高度为1厘米，该医院拟诊为息肉或胃癌；建议开刀、切片、定性。其家人紧张商议后，不肯为患儿开刀，找中医治疗，就诊于我处。

其脉无左右阴阳，却有疑、难、怪脉在。

我忖度，其胃黏膜有凸起高度为1厘米之结节，不是胃癌，只算是：疑诊或拟诊，但未明言，只建议"观其脉证，知犯何逆，随证治之"。

其右关脉，浮取洪实，阳脉；沉取细弱，阴脉；一脉同具阴阳，而本脉与六脉均无癌象，六项癌性指标，全部正常。其右关脉细分：浮取，有三量度、沉取，又有三量度，可显示其单一的右关脉，以指按轻重，而知病脉，有不同之"量度"；有"阴阳脉"在，防其"离决"，应予诊治。沉主脏，主脾，虚甚，故大便如蛋花，散乱杂粪水，如泄如涩，其为胃邪实旺，为强阳脉，大失中和之气。"气有余便是火""胃火消气""壮火食气"，脾阳已经大伤，病在顷刻。

其证，腹痛、胁痛、胃痛甚，便血、呕血，前额隐痛，舌边深红；其脉，左关弦数偏实，左寸沉濡偏虚；失眠，眠不安，无夜尿，大便长期泄泻，如蛋花状，小腹、双足发凉，口有臭味，一顿吃3大碗面条，食后，胃腹胀痛。无咳、无热、无喘、无痰、无喷嚏、无涩脉及滑脉，最奇、最疑、最难的脉诊，为其右关脉。

此病已经由北京某医院诊断为胃溃疡，并明确怀疑"胃癌"，但右脉三部寸、关、尺，都不是阴脉，主症为：肝木克土，肝病为主。遵张仲景"当先实脾"为治。

患儿的右关，浮取洪实，沉取濡虚，邪实、火盛、额胀、口臭，阳明实邪，不可不泄。单一脾胃右关脉，浮取为阳脉，沉取为阴脉，一脉阴阳分明，但比对证候，竟两相对应，丝丝入扣。"当先实脾"，脾、胃互为表、里，阴阳悬殊，如何下药？再次反复诊患儿的右关脉，将浮、沉两取，各自分轻、中、重三个量度，合计六个量度，其层次都十分清晰，乃胃邪实旺，脾阳弱极。处方：白虎汤轻剂，加补中益气汤轻剂，为系统连锁治则的首剂"融合性"药方，5剂；救心汤，加白及、五灵脂、桃仁、红花等，2剂。1剂服1日后，血无、痛止、食减；两方如此交叉服用后再检查，患儿息肉萎缩、消失，大便正常成形，得"一剂知，二剂已"之显效。

医者、患儿及家属，均如释重负，生机在望。第二次处方，即第2个月，方为疏肝、补血，加来复汤变方，再强心、活血，并戒常食，改以"糜粥自养"。如此服中药汤剂3轮后，竟得彻底痊愈，溃疡、息肉全部消失，大便成形。患儿的右关脉之胃强脾弱、脉浮取洪实、沉取虚濡，渐趋平和，"以平为期"，竟得全功。

对确诊的胃溃疡，止痛、消溃疡、补脾胃，是常法，甚者开刀切胃，只看胃，只治胃，不及其余，此为医院常规。兔兔患儿胃黏膜凸起1厘米，癌变可能性小，溃疡血证，殊难着手。"观其脉证"，患儿年幼，其六部脉象完全混乱，虚实夹杂，血证严重。其中，有一部右关脉特别怪异：浮取洪偏实，沉取虚弱，单一的右关脉，出现阴阳脉，相当罕见。这与外感伤寒的全脉浮缓（桂枝汤证）或浮紧（麻黄汤证）完全不同。更何况两寸脉象，沉取都极其虚弱。

这个单一的阴阳脉，表示患儿胃强脾弱，患儿平日很馋，多食，胃"气有余便是火"，询其额、肩、膊、颈胀痛，一餐食面条3碗，方得知足。小儿有口臭，极为罕见，但"胃火消食"，口臭熏人，阳明胃经火旺无疑。我摸患儿之脉，用拇指置关位，时不时左翻右滚，取其寸、尺脉象，所求、所得、所观、所知，一如成年人，颇为奇异，此当有早熟、任性之性格，自受其咎，正是《易经》常言的"无咎"的明确背反，按其动、其卦、其脉、其证，病属疑难兼危急重症，"一着不慎，满盘皆输"，是无疑的。

对此病例，只能从阴阳调节入手。两寸都虚，肺和大肠、心和小肠，两对各自互为表里的脏腑，连同其功能，都虚弱得很，所以我首先补脾泻胃，以此为切入点，而不用理中汤、四君子或小建中汤，尤其不能用神曲、三仙等药，也不能针灸足三里等补足阳明经穴，而用小剂白虎汤（泻胃火），用补中益气轻剂强脾气。

这孩子胃口不小，一餐可食3碗面条，吃饭快；容易饿，狼吞虎咽；其脉两寸皆虚，上虚则缺气、没劲，嘴巴就不喜欢动，几乎不咀嚼食物。上虚还会引起眩晕。

第一个药方，有点特殊，但是比较重要。五脏六腑大大小小、深深浅浅、里里外外，基于阴阳平衡转化的"圆运动"，一定要恢复平衡震荡的运转；要靠脾土中气。所以后面的两个药方，都是缓补两寸。其中，黄芪加上莪术，是君药。这两味药，或加白及、白术、白芷，三个"白"，以色入肺，同时还可以修补溃疡。

从患儿六脉看，心、肺、脾三脉都虚，最弱的脉，不是脾胃，而是左寸（心与小肠），浮取、沉取，都虚而近无，得须防护；唯独肾气很足，略加黄柏、知母。

患儿病证，与脉象相符。心弱，表现在睡眠极少；"阳不入阴，阴不抱阳"。心阳到晚上无力收敛，就会无端兴奋失眠；肺弱，从小易感冒、流涕、打喷嚏，可用辛夷、苍耳子。当然，用得更多的是杏仁、百合、桑白皮。胃强脾虚，表现在胃口好，吃得多，但是不吸收，大便全是蛋花状。先天肾气足表现在从小不尿床，2个月内就出足乳牙。

这个病例，第一个方子，要补脾阳、泄胃火。用补中益气，不用四君子汤，也不用附子理中。补中益气主要是实脾，其中知母、石膏、甘草3味药，为轻剂白虎汤，清胃火，一补一泻，阴阳转动、潜移、默化，拨动阴阳脾胃之"圆运动"，一拨即转，回归自然天成态，是为主治法则。

粳米浓汤缓煎，是引经之大法，胃溃疡大出血2次，均不用止血药。缓泄胃火，是为"正治"。虽然患儿正在服用一种胶状的西药保护胃，但是这个药是单一护胃，并不能促进胃部细胞的新陈代谢、溃疡愈合和能量平和。需要用中药从根本上调理患儿的代谢功能和修复功能。

"白虎汤"是《伤寒论》中的名方。清代吴鞠通曾为"白虎汤"立禁令，"四不与"。对此幼童不适用，不能用。像这种以浓粳米汤煎极轻剂"白虎汤"，我常用以治疗多年不治之额头痛疑难病，不受吴氏"四不与"之约束。以泻为和、为补，是兼及脾、胃表里之"阴阳分离"，须宜不拘一格。

第二方则是强心、补足睡眠。火为土之母，补火生土，仍然兼及脾胃表里。独强小肠促进其中气恢复、吸收增强，一服后，蛋花状便已消失。在几个层次上，右关脾胃、五行阴阳、各得兼顾，其五脏六腑趋向阴阳平衡震荡，"圆运动"恢复旋转，生生不息。从长远来看，患儿的左寸表现了最重要的隐患。对心经脏腑，一定用补。

第三个方子则是补肺，包括治疗患儿的鼻涕、咳嗽、喷嚏。

胃溃疡的形成，主要与饮食习惯及性格、脾气、心情有关，中西医如是说。孩子平时吃得越多，胃酸分泌就越多，饥饿时，胃习惯性分泌较多胃酸，就会直接接触到胃壁而导致其受损，很容易导致胃部器质肥厚，产生胃溃疡、胃黏膜受损、胃穿孔、腹膜炎等疾病；会引起发高热、腹疼、便血、呕血，最后就需要开刀。

B超显示，患儿的胃溃疡已经痊愈，胃黏膜凸起结节已全部消失。后续康复，即进入"六养四治"阶段，到2019年春，患儿痊愈，无复发。短短2个月时间内，他就恢复了整体健康，实属侥幸。一方面是孩子的自愈能力很强，另一方面中药的调理思路对准脉证，这么小的孩子，得如此重症胃溃疡，上呕血，下泻红、黑血如此之多，非常罕见。胃强脾弱，在患儿右关这一个脉位上，就是阴阳脉，更是千百病儿中，不得一二。

"若要小儿安，常带三分饥和寒。"吃饭慢，吃得少，温吃，嚼烂。吃多并不吸收，反而增加了脾胃负担，损伤中气。老人、父母经常要求幼儿、少年多吃，求补，殊不知食多却吸收少，效果时常逆反。

对此患儿用药量较一般幼儿大得多，此乃形格势禁，不得已而为之者也，不足为训。

几千年来，在中医脉学脉诊领域内，复杂、多元、重叠、多变的疾病、证候、脉象，如过江之鲫，不停蹦跳，不断增加。

缓脉和紧脉，及其重叠脉，浮缓、浮紧，出自张仲景的《伤寒论》；开辟了桂枝类方与麻黄类方这两块震古烁今的中医药天地。

二脉病"浮"同，而紧、缓有别。于桂枝汤证，有汗，脉浮缓。麻黄汤证，无汗，脉浮紧。

这本书中说的十种脉象，是把阴、阳二脉暂时请出行列，定为总纲、核心；算是最高层次。接下来，虚实、迟数、浮沉、滑涩、弦濡，五对、十种基本脉象，中层。再下面，接着其余的二三种脉象。

这三个层次的脉象，构成金字塔型的排列。即：顶端，阴阳二脉；中层，十个基本脉象；最下面一层，其他所有脉象。

它们都各自分属阴、阳。

虚、实是阴、阳，表、里是阴、阳，快、慢（热、寒）也是阴、阳。不过，关于数、迟这对脉象，带着三分迷惑不解，暂时有点疑云重重。

这种金字塔型的排列与组合，比之于教科书，未免有一点离经叛道之嫌；多了滑、涩脉，弦、濡脉，但却是有缘由的。就实践来说，把这十个单脉象背得滚瓜烂熟，练得得心应手，用得神出鬼没，就已经很了不起啦。

脉诊很难，预测更难。从这个脉象系统，知觉其

脉之重叠

病因、性格、以往的遭遇和将来的可能，就要把握患者的生命历程、规律和内在、外在的因素、系统的变异和作用，予以大包大揽，叫作知觉功夫。

"正气存内"表现最重要的一个脉象，六部相同，表里一样，浮取、沉取，中和、含蓄，胃、神、根俱全，平人，得平脉，无病。

浮取有力，沉取只能摸到一部分脉，这叫浮脉。然后能够取得浮缓或浮紧，这就变上一变，谓之：脉之重叠。

重叠脉象，按的是两种以上的基本脉象，同时、同取，既分得清楚，又不可分离。叫作"一生二"，重要。

这个"二"，双双从"一"变化而来、而成、而知、而取；有时主次分明，有时分庭抗礼。中医典籍中，通常写为"兼脉"，这是一种。

还有一种，我名为"脉之复合"，或"二生三……""数之可十，推之可百……"也是"兼脉"的一种。其中，有或多或少的转化、模糊或混沌成分，有点不清不楚。

浮脉为其主脉，阳脉、外感脉为其共性；缓与紧，为其个性。有汗与无汗，桂枝汤证与麻黄汤证。各有所属、所主、所治、所痊。这是第一步"知觉功夫""内观功夫"。各有其性，主次分明。

如果浮取有感觉，有点力度，按到底，什么也没有，这叫虚脉，不是浮脉。

"虚脉"经常与"沉脉"重叠，谓之"沉虚脉象"。

这样的脉象，都不是平脉、常脉，要用药，要调理。

"平脉"无病，有一个前提是阴、阳脉象不断地自我转化。"阴阳转化、生生不息"。脉象震荡平稳、有力、不急不躁，不虚不实，是其人体内外精、气、神的对应反应。

脉、证，一家子，一回事。

浮取得脉，为浮脉、阳脉，主表；沉取得脉，为沉脉、阴脉，主里。一个主表、一个主里。但是，浮取、沉取的含义不止表、里；浮取可知腑、能、气，沉取可知脏、器官、血。

各部脉，浮取、沉取还有各自的量度。肺脉浮取，可看大肠，也可以看肺的功能，沉取看肺脏、肺的细胞、肺间质。

脏腑是一对表、里，一对阴、阳。物质、能量，也是一对质、能。

左寸阳，是心功能，左寸阴，是器质。

心脏，沉取；小肠，浮取。这也是一对表、里，一对阴、阳。器质性心脏病的病变，表现在沉取全虚或全实。取左寸有浮脉，小肠、心脏功能还存在，功能被消耗，过劳、过思、过怒、过悲……心脏器质跟不上，"虚阴"，进一步被透支，叫作被劫、被伤，进一步伤阴。没有或缺乏自我能量储备，即阳气的存储，没有心阳向心阴的转化，心脏的器质病变就加重，就会转为心脏病。

心与其他脏腑相同或相似，其阴、阳，要不断地转化，才能平衡震荡，不转化就不能平衡。哪来"以平为期"？变成了心脉朝阳气那边单向发散，人心烦、难受、胸闷，甚至胸疼，心脏有问题。

体检时，其人心电图可能不正常，也可能还正常，这就是一个"治未病"的重大课题。如浮取、沉取都虚，是心脏病前期，沉虚脉为主脉。几年后、十几年后，心电图 ST、T 波都可能有低置、倒置、电轴偏转……

其根由就出在左寸出现了沉虚脉象。

积液、水肿，都是沉脉。沉取方得其脉。沉主里，沉主水。要知道脏器情况就要沉取。

水脉，包括痰、湿、水、饮这四个病证，均属阴。

阴邪上身，包括痰毒、水湿和饮邪。胸水、腹水，这些都是水饮疾患，包括痰饮、悬饮、支饮、溢饮，等等，需加以区别。

囊肿、水疱、饮邪，常用桂枝茯苓丸为主，要加大茯苓用量，消囊肿，不必开刀。治气血瘀滞型子宫肌瘤，也以桂枝茯苓丸为主，加少腹逐瘀汤，亦可消。若单切囊肿、肌瘤，以后还会长，因其生成机制还在。

浮脉，病在表，在太阳经和肺经，还未到达营分，好治。用辛温，解表。

如有汗的桂枝汤证，用麻黄汤，会出问题，患者越搞越虚，反而导致热不退，容易病变。这一部分是重叠，可分沉、紧、实这三种脉。

沉脉，是浮取时摸不到，沉取时摸得到之脉象；是弦、是实，待考。患者有痛，可能是肝胆问题，可得善治。

根据"伤经，得病，求治"这种概念，这个脉并不算复杂，讲清楚，动脑筋，可以感觉，可以认知。

对六部的阴阳变异，应反复辨析。

古医书讲，"一脉独异者主病"，已经不能准确概括近现代的病症。

近现代环境变得复杂，重叠病症也日益繁多，早就超越了"一脉独异"的这条杠杠。"二脉""三脉"各有各的特异性，反而是常见的病脉。死搬硬套"一脉特异"，恐怕有沦为"刻舟求剑""缘木求鱼"之弊。

一患者太阳穴半边痛了几十年。问之，揉起来舒不舒服？太阳穴也好，头顶也好，揉起来舒服，疼痛减少，是虚痛，病在肝胆，补血即可。用桃红四物汤加减，治这种血虚头痛，可断根。患者服药后，果如言。

我治疗过几十位患者，每次来例假时，头痛得厉害，用补血法，加活血的桃仁、红花、丹参、细辛，其中，川芎用量较大，经过几轮"连锁系统方剂"，拾遗补漏，阴阳转化，头痛从此断根，迄未再发。

这种头痛与月经周期、届时血亏有关。西医诊断为神经性头痛，只好通过吃止痛片来解决。患者在月经期，每天或每隔两天发作，头痛得一塌糊涂。头顶属肝经，项后属膀胱经，太阳穴是胆经，额头是胃经。用呼吸的办法、用呼吸的功夫，照做，就可以把经络阴阳转化为正常。因为"道法自然"，自然之道是最重要的基础与条件。

人和天、地一体，从容转化，自然过程，比较好，容易保持健康。如果人要逆天而行，不顺天时，晚上不睡，肝胆郁毒，最后身体也搞垮，脸色暗黑，黑而无光。

经络脏腑、筋骨皮肉和脉完全相符。得平脉，为平人，可求却难得。道理在哪里？食色，性也，过则欲海难填。

人有病，脉必不平，证必异现。"观其脉证"，就是鉴其相异疾患，悬殊脉证，予以思索。

"两脉独异"，两脉都不同，情况就更加复杂。两脉或三脉不一样，就更难得明白。

一位患者，左边寸、关、尺脉，是阴、阳、阴，右边寸、关、尺脉，是阳、阴、阳，经西医检查，他患有心肌缺血、高血压、糖尿病、失眠、浅表性胃炎、气管炎、慢性咽炎、高脂血症等病，与其复杂脉象相对应，丝丝入扣。

六脉，三阴三阳。但却不是左、右脉，半边阴、半边阳；病就具有了复杂性。

患者右寸滑实、偏浮，左寸沉虚、偏细，夜子时必失眠，三点钟（寅初）才能朦胧入睡，有噩梦，还有肝气旺、口苦咽干、胃疼等症状。肝木克土，木火刑金。整体脉象，虽然古怪，但六部脉的配合、治疗，当用系统概念。

摸脉要掌握全面，基本脉是三阳三阴，还是四阳两阴。四阳两阴属阳偏重。

阴阳，要定，要分。阴阳分明的十种脉，宜从虚实入手。

滑脉属阳，人体脏器在里，在阴位，脉为沉滑实，痰在里。五脏六腑为火痰、蓄痰。堵塞之最，痰湿为重。泻痰，滑脉立刻变成虚脉，变成肺虚、胃虚、脾虚、肾虚。通论之，"邪去必虚"，脉象即变。又进入一个阶段，虚则招邪，迅即补正。病滑实脉者，药后一旦转成阴脉。患者右寸已经软的不能再软，这个时候，需要补五六个方剂，是土，土为金之母；土又生金，双重保险，就能把肺补起来，患者的咳嗽就变少。不再或极少感冒，第七方也是补的，戒饮、少饮，补脾肾。六脉之中肾阳最虚。

浮取、沉取，首先找一个虚、一个实；对六脉，再找一个最虚脉、一个最实脉，两个极端。两端悬殊，容易对比。从两个极端切入，学电视里的话："减去一个最高分，再减去一个最低分……"取其中，改减去为"改变""切入"，近乎中庸。

一个患者的脉，左、右六部的寸、关、尺中间，有两部需要掌握，一个是最实，一个是最虚。这样，用药的切入点，大体上就不会错。

患者寸口六部，整体虚、实，首先心中有数；其次，六部左右寸、关、尺中，哪一个最虚，哪一个最实，必了如指掌。而"脉之重叠"，即医案典籍里批明为兼脉也者，当须明辨，便可能更加主动。

第二个问题，看是补还是泻。这位患者本身是阴阳脉，右脉浮，左脉弱，右寸浮滑实，有痰，沉取涩弦，主肺有壅塞，有癥瘕可能。有痰，第一个方子，3剂药，3天，祛痰；3剂药吃2天，只吃2天就拉肚子。咦，没有泻药为何拉肚子？就是把患者的病理平衡打破了，正气鼓荡，邪寒外泻，她的脉我半个月诊一次。

第2个月，脉象变了，整个肺脉，虚软得不得了，沉取涩弦重叠脉，已变沉虚微，原来浮取时感受的浮滑实重叠脉已经完全消失。最奇怪的现象，是左关略起，头昏略好。仅祛痰，即痰邪已解，病势大变，"穷则变，变则通"。未补左寸阴脉，已有重大消息。

重叠脉象是复杂脉、多元脉，但却不是复合为一体的脉。一剂药方标的准确，即可对症见效。

原本似乎像一团乱麻，却根根分明，得解即变，故难在这切入的这一处方耳。

所以第一个方子省下一包就剩在那儿不动了，因为患者是70多岁老人，身体比较弱，这种情况不能再给她吃泻痰的药，必须回避"实实虚虚"，否则要犯大错。

第一个"实"字，是动词，对实脉所主脏腑经络，"实"补就错了。泻虚，也错。

脉象有复合，是常态。

身有病，脏有疾，必见之于脉。

今日世界，有名目、有实质、有变化、有过程的疾病，在现代化西医学术领域中，有200多万种；知其端倪，得其治法，扶正祛邪，能竟其功的病痛，7000多种。此中有主症，却也有复合并发；有独病，却也有传变、扩散中并发、复发的病症，即"并发症""继发病""传染病"等占了多数。

在中医脉学、脉诊领域内，就表现为脉的复合。主要有两种情况。

其一，患者表之于"单脉"的复合；其二，为患者六脉施诊，兼浮、沉两取，包含了左右寸、关、尺十六种诊脉方式方法及其排列与组合之"复合"。

再将这两种"复合脉"相加，六脉兼涵"排列与组合"再加上单脉的"复合"，当得起中华民族传统文化精粹的术数景观形容所表述的"融合"："……数之为百，推之可千，数之为千，推之可万……"的"术数"逻辑。病证复杂、融合，表述构成了脉之复合，千千万万，不在话下。

我在这里所论及的脉之复合，其数何止三五种、百千种？

相兼脉又被称为复合脉，是两种或两种以上单一脉象的融合表现。你中有我，我中有你。只要不是完全相反的两种或几种单一脉，绝大部分都可能同时出现而成为"融合脉"，这种脉比"真合脉"又深一层

脉之复合

次，其中有不可分离或艰难分割的"脉融合"。

浮紧、浮数、沉迟、沉细数，等等，其临床意义，一般是组成相兼脉的各单一脉主病的总和，如浮紧脉主表寒证；浮数脉主表热证、沉迟脉主里寒证；沉细数脉主里虚热证，如此等等。

脉象的描记，以脉搏描记器描出脉搏波曲线，可分为波幅、主波、升枝、降枝、切迹及重波等。

由于描记仪器的性能不同，测量参数的标准不同，结果不太统一，但据现在描出的浮脉、沉脉、迟脉、数脉、洪脉、弦脉、滑脉、涩脉、细脉、大脉、紧脉等不同脉象，各有其不同的特点，与切脉所得，大抵一致。

浮脉，在不施加压力的情况下，描得明显的曲线。施加外压（相当于切脉重按）时，脉波下降；沉脉相反，不加外压时，描不出波形，要加相当的外压，才能描出波形曲线。

洪脉曲线，波幅特别高，主波陡直上升，很快下降，相当于切脉时的来盛去衰。

弦脉曲线，在主波上升后，延续一个短时间开始下降，故主波顶点是平坦的；相当于切脉时，如按弓弦。

数脉与迟脉，是脉搏的速率改变；描记所得与切脉，完全一致。

滑脉曲线，上升与下降，均较迅速，"重搏波"明显，显得来往流利如珠；细脉，波幅低，上升与下降斜率均较小；涩脉波形的上升与下降，均较细脉更缓慢，脉峰及下降枝，均见细小切迹，切脉时感到不流利。

在脉象产生的原理方面的研究领域，也积累了一些资料。

脉象的变化，有其广泛的病理、生理基础和条件，其变化与心血管功能及神经体液调节系统，都有密切关系。

脉象是由脉搏的速率、节律、强度、位置和形态等组成，与人体内的心搏排出量、心瓣膜功能、血压的高低、血管内血液的质和量，以及时间、空间、精神、末梢血管的功能变异状态等有关。多因、多元、多变。

浮脉的形成，可能是心搏排血量减少（或正常），周围血管收缩，血管弹性阻力增加有关。

迟脉，在心电图上可见窦性心动过缓，可由于迷走神经兴奋性增高，房室传导阻滞，房室结性心律等引起。

数脉，在心电图上可见窦性心动过速，可由于感染等因素，致血压下降，引起窦性心动过速，或由于心肌兴奋性增加，心肌力量减弱，而致心搏代偿性增加。

虚脉，多为心搏排出量减少，血管弹性阻力降低，血压降低所形成。

实脉的形成，与心排出量和血管弹性阻力增加有关。其脉压正常。

滑脉，说明心排血量正常或稍高，血管弹性阻力正常或减少，血液变稀，血流量增加，因而血流畅通，在血管上显示出波浪形经过。

涩脉，可能与迷走神经兴奋、心率减慢、心搏排血量减少，周围血管收缩等因素有关。

洪脉，可能与心排血量增加，周围血管扩张、收缩压高、舒张压低，脉压大，血流速度增快等有关。

细脉，可能与心功能下降，心排血量减少，周围血管收缩，血管弹性阻力增加，脉压小等因素有关。

濡脉，可能与心排血量减少，血管弹性阻力不高有关。

弦脉，可能与下列因素有关：动脉壁弹性差或动脉硬化、血管平滑肌收缩、血管壁增厚、舒张时血管直径较小致血管阻力增加、动脉紧张力高，以及血压增高等。弦脉，可能有神经体液的变化对血管功能的影响，其形成因素比较复杂。

紧脉，可能与心排血量增高、血管收缩、动脉紧张度增高等因素有关。

促脉，或为心房纤颤，或有心动过速伴期前收缩。

结脉，在心电图上表现为各种期前收缩、逸搏、停搏及房颤等。

代脉，见于期前收缩或二度房室传导阻滞所致的二联律、三联律。

促、结、代脉，均为脉律不整，主要是心脏本身的病变或其前期证候所形成，某些药物，如洋地黄中毒等，也可引起结、代脉。

对中医来说，问题在于：结、代脉没法分阴、阳，这两个配不上，结脉跳得快，或类似西医的房颤，病危期，会影响到心脏，这种情况也不是经常能看得到的。

缓脉、紧脉，经常用在麻黄汤证和桂枝汤证，浮紧、浮缓，紧和缓相对应，等于把《濒湖脉学》二十七种脉象打乱，提出其中八个、十个脉象，给予研究。对于单脉，滑脉与涩脉相反，似乎不能并存，滑脉不涩，涩脉不滑，两脉有矛盾性嘛。但是，大量的病脉，浮取，得滑偏实脉象，吃上一剂药方，转眼就变成涩脉。属病脉转化，是临床常见的一种复杂脉象，一种过程现象。

历代医家，对涩脉的描述，有"迟、细、短、散、止""叁五不调"等称谓；或过于文字化，如"轻刀刮竹""病蚕食叶""如雨沾沙"等，很难掌握，故宜反复研究。

由于每个人手指感觉功能和临床经验差异，对脉象的体会和描述不一。涩脉本身是一种复合脉，涩、迟、细、短、散、止等诸脉可以并见，结合西医学听诊及心电图检查，发现涩脉是房颤脉大的一种表象。因房颤有阵发性快速（脉率 >100 次 / 分）和慢性持续性（脉率 60~100 次 / 分）之分，故脉象不尽相同。当据心电图确诊为房颤时，去体会中医的涩（散、短、止）脉，可以获得比较客观、规范、准确的脉象信息。

我诊治过的患者中，有涩脉的，但较少，远不如虚脉那么多。瘀血有很多症状，如"肌肤甲错、其人善忘……"，等等，并不一定表现为涩脉。

患者其他脉是平常脉，单独一侧或一部的脉象，是涩脉，这种可能性更少。

弦脉和濡脉，算一个阴阳对子。濡脉很软，好像医生手指按到松软的海绵上。这种脉也罕见，它跟虚脉很类似。弦脉主肝病，主气痛，都跟肝胆久郁"打底"有关，临床见得比较多，有的患胃痛、身疼，也会出现弦脉。弦脉也难碰到，有缘碰到的，要去感觉、认知、体会脉象内涵。

滑脉，相对就多得多了。全世界四种重大疑难慢性病，是心脏病、癌症、糖尿病和高血压，患者几乎人人可见滑脉。这种滑脉，需要引起医、患双方的重视，特别是医者，有经验摸到患者有滑脉，就可以直接处理。一般就是泻痰，继而补肾。

滑脉，有很多种，有多种量度和层次。沉滑和浮滑，不同。

滑脉，在右寸，表明喉咙有痰堵塞，用祛痰药方，一两天后，要补其根。

患者体内脏腑，必有生痰之源；据脉来补。是补肾，还是补脾？两可。一般常规，"脾为生痰之源"；实际上，脾、肾五脏，都可能生痰。"五脏六腑皆令人咳""五脏皆可生痰"。痰、咳连接难分。特别是老人。把生痰源头找到，祛痰，补其源……

复合脉，是两种或两种以上的脉象，依据构成条件，彼此复合而成。浮脉和数脉相兼，称为脉浮数；沉脉和弦脉相兼，称为脉沉弦。这都是相兼脉、复合脉。

医者需要在观察复合脉的过程中，辨别常见脉象，主要是微脉、弦脉、濡脉、弱脉、虚脉、实脉、促脉、滑脉等。进而认知浮数脉、沉数脉、弦滑脉、迟缓脉等。再者，对沉弦实脉、沉弦滑脉等的诊察，可根据每一种脉象的构成条件，按相关方面的变化，逐一辨别。凡复杂性很高的复合脉象，都在这一过程中详细诊察。

在历代中医医案中，可供后人研究、承传的复合脉象，数不胜数。

在最常见的沉、滑、浮三种脉象中，沉脉是浮取没有感觉或很弱，按到底层，几乎及骨，才得的脉象。

沉脉达脏十分重要。沉取医者才能够知患者的精、气、神，才能得其脉象的胃、神、根，以及五脏六腑的虚实、病痛、益损，不可忽视。

复合脉，也包括六部左、右寸、关、尺脉象的排列和组合。有十六种摸脉方式、方法，就有以这十六种因子的排列和组合。

为什么一定要包括"排列"在内呢？是因为：人体内脏腑、经络，无不在运动中存在，在存在中运动，蕴含着、浸透着阴阳五行转化，体现其变动规律。在医药领域里，从理论、研究、临床、治疗、养生等过程中，取消"阴阳五行转化"，是不可以的。

在寸口六部、五部、四部、三部或两部的各自脉位上，有不同的单脉或者复合脉，就构成了包容更高层次的患者体内外全系统群的复合，那是极具复杂性的非线性系统复合，得须特别予以注意。对具有这种、即使是两部的复合脉象的患者，医生也不能一个药方开 7 剂，一路吃到底。

一位王大夫的右寸脉，明显是滑实脉，确是生痰之源。脾、肾脉象都沉虚，右寸，阳脉；右关、左尺，阴脉。构成一对右寸、右关配对的阴阳脉，一对斜向的阴阳脉。这就应该要用系统连锁药方：泻痰、补脾、泻肺、补肾阴……反复施治。这就是：右寸、右关、左尺三部脉象的"高级"复合脉。

当然，王大夫还有其各自的"低级"复合脉；其右寸，是滑实偏浮的阳脉，是单独的"低级"复合脉。

王大夫自己，也摸到了他的全部脉象。他之前服了 2 剂祛痰药，又服了 3 剂补脾的药，现在他的右寸脉位，已经完全没有了滑象，吐了不少痰，一轮以后，再泻痰，后补肾，那是另外一对阴阳治则："先泻（痰），后补

（肾）""一泻一补"。一个"痰"邪，先泻，配"补"脾；第二轮，还是同一"痰邪"，再泻，再"补"肾阴，那是第二个"先泻后补""一泻一补"，都是合乎传统中医规矩的"排列"与组合。需不需要把"补肺"这个程序，"夹塞"，放在第三个"一泻一补"、"先泻后补"的"祛痰"程序后面？那要看王大夫脉证。痰尽，右寸脉沉虚，即可缓补。

王大夫现在自我感觉很好，他已多年没有这种感觉了。中医所讲："一泻一补""先泻后补"，就等于贼进了房间偷抢财产，你去封门、做防盗门，迟了；发现这个家全乱套，要报警，把这贼赶出门，再把里面的东西整理好，恢复原来的秩序，这种情况，叫作"配对儿""对症下药"，"不可闭门留寇"。

心脏病脉、猝死脉，都有规律性。猝死的脉，是右脉、右寸脉象滑实，不管是沉滑实，还是浮滑实，总的来说，是滑实，而左寸脉沉取，基本摸不到，为沉虚脉象，患者常表现为难受、睡不着觉、恶心、胸闷，胸部针刺一般骤疼，但心电图正常。这种脉，被我称之为"猝死脉"，是两寸的脉象，右滑实、左沉虚，单右阳、单一左阴，配对阴阳脉。有此脉者，可能或猝死，或昏倒。有一种病，是突然昏倒，谓之"休克"，就是右寸滑实。无痰不作眩。

这样的左右两寸脉，也是"高级"复合脉、阴阳脉。

两寸对比，放在一起，对第一个右寸脉象，祛痰，就类似王大夫一样，不同的是第二个连锁药方，是强心，不是补肾。

我曾经治过一位患者，70多岁，生命垂危，已不能吃东西，胃气没有，肺癌扩散全身。患者右寸滑实，基本脉象也是复合脉，左边的脉沉虚已极，这种脉象，就是阴阳脉，是第一种复合脉。

第二种复合脉也是从滑讲起，右寸滑，右尺或者左尺虚，几乎摸不到。这种右寸滑，左尺虚，是高血压、糖尿病患者的典型脉象。我的浅见，左尺肾阴，包含西医讲的免疫系统、内分泌系统、副交感神经系统和骨骼的骨髓系统。

对白血病患者，要反复补肾阴，补虚弱的左尺。

右尺虚，一般主肺部疾患，在气分。右手三部脉象，主气。

中医的内分泌，以左尺为主。肾阴是以六味地黄，加"二至"，女贞子、旱莲草。只要左尺虚，"二至"各自可用到60克、120克。这两味药，加上"六味地黄",或杞菊地黄,加上枸杞子、菟丝子、天冬、麦冬。此方补肾阴。其君药、引经药,都是钱乙的"六味地黄"。此方不宜久用,不宜多用,得其阴气过重,弥漫三焦脏腑,可伤患者正气。

六脉各有不同,这是常态。肝脏有阴、有阳,肝气过旺,"气有余便是火",肝阳旺,肝火大,就变成邪,伤肝阴,伤肝,它本身的阴、阳,转化不动,这是第一个阴、阳转化;其转化时间是在夜半一点到三点钟,肝阳和肝阴转化,自组织。张锡纯讲,补肝,并不完全用补血来代替,最好的药味,是用山萸肉,可用到120克,是补肝的圣药。

山萸肉味道很酸;酸入肝,补的是肝阴,而不是肝阳。肝阳有余,就是火邪。

肝火有两种,一种是实火,易头痛、头昏,易患高血压、中风、猝死;其脉象,左关明显"洪实",复合脉。另一种,是虚火,脉沉细弦,多兼血虚,常见月经忽多忽少、经前乳房胀痛等症状。

心也有心阳、心阴,脾胃、大肠都有。每一个脏腑都有阴阳。

大肠黏膜浮肿,两尺有沉濡脉或沉细脉,是湿重,大便成形、很细。

阴阳五行,从肝到心脏,从心到脾,从脾胃到肺,从肺到肾,肾再到肝,这是相生关系。肝木克土,水邪克火……这一种转换,是一种阴阳相克之转换,表现在脉上。还有一种转换是时间,跟天有密切关系。从十一时子时开始,十一时到一时是胆,一时到三时,是肝,三时到五时是肺,五时到七时是大肠……整个十二时辰,延续下去。

这种循环,每十二个时辰、二十四小时转化一轮,与天地阴阳、地球自转有关;季节与地球的公转有关。这个转换表现在脉象里,浮、沉、虚、实……都有变异和不同。内脏的阴阳转换,脉就变。在脉变的过程下,开药比较难。

医者开现时的脉与药方,第一,每天要不要根据时间变?要不要包容与利用"子午流注"的规律?第二,根据阴阳转换的规律,开药与服药,都与时间、脉象有关,都要变;变多少?怎么变?第三,吃完药以后,脉证都要变,其后的药方,也要变。

脉之变异

有几位癌症患者，体检时发现体内癌肿，大抵属于单一、未转移阶段，就诊时，左右脉象阴阳分明，趋象"分离"。患者及其家属决定住院手术切除，有的附加"预防性化疗"，有的自我拒绝或不能化、放疗。再来我处就诊时，左右六部寸、关、尺，竟然出现"平人"脉象，迅速、彻底消除了左右"阴阳分离脉"。初得之，很是意外，再核此类脉象变异，不奇怪了，反倒释然。脉、证、病、体、正、邪、精、气、神……本为一体；医道诊病，脉证变异，应在意中。再读《伤寒论》诸典籍，对"脉静病退"等脉象变异过程、吉凶、顺逆，甚至生死，皆是人生命整体的一个部分，整体为部分之合。

癌体肿瘤，被医院一刀切除，此乃现代化医疗之常规。得脉平和，无日复阴阳分离脉，说明这条独木桥，其实在没有转移、复发、死亡的环境、条件下，是可能走上一条坦途的。

三国时期，曹操头痛欲裂，着华佗为医，其方案便是开颅取瘤，曹操疑忌成性，闻言大怒，一刀砍掉了华佗的脑袋，从此断绝了近两千年以前以外科手术切除脑瘤的中华文化外科手术的康庄大道，从此转化为剖脑外科绝学的死路。今日反思，夫复何言？

鼻病，是近年来极难治、几乎不能痊愈的五官科疾病。这是专家们明白反馈于患者及家属的"公告"。治一般过敏性、息肉性、风寒性、阻塞性、鼻咽癌前期性、慢性鼻炎等，大抵如是。

很多患者在大医院治疗鼻炎，无效者多。幼儿、少年儿童，多日受其苦，并且在依附儿科感冒、伤风、咳喘之外感疾病之余，肆虐人间，亦有年矣。受寒打喷嚏，连打十多二十次者有之，流清水鼻涕者有之，鼻塞者呼吸暂停症者有之，鼻咽癌准前期亦有之。

鼻炎患者的基本脉象：肺脉特别弱，双尺之一，主要是右尺弱。若右寸滑实、左尺虚弱，那是西医意义上的内分泌系统失常，超出其正常范围或过犹不及。有病，大多是高血压、糖尿病。

患者右寸肺脉弱、右尺肾阳脉弱。鼻子经常半边堵，更换体位后，换另一个鼻孔堵塞，是常态。用右手的合谷按摩肾俞、志室，使这两个部位摩擦发热，按"九"的倍数反复按摩，鼻孔可即时通达。但除根须用中药治疗。

对人，"人无病"；对脉，"以平为期"。这个"平"字代表了、追索了、调整了尽可能求其系统平衡、平和、平静。

夜晚睡时，阴气重，两边都堵，可以两边都摩擦，但只能暂时缓解鼻塞的症状。过敏性鼻炎、慢性鼻炎的第一个症状是鼻塞，经常在夜间加重，须用嘴巴呼吸；第二个症状是流清鼻涕；第三个症状是打喷嚏，寒气或冷风忽入鼻孔，连着打几个或十几个喷嚏。西医检查一般是黏膜有轻微的炎症、出血、有点鼓起来，且伴随痒的感觉。

治鼻炎，须知"肺开窍于鼻"。要治肺。

鼻炎患者一般与肝没什么关联。肺经脉特别弱。肺弱，经常包含火克金，其人心火大，经常发烦，睡觉不安稳，心强克肺，或者肝火强盛，传心，心克肺；若其人幼年、少年时经常感冒，常服抗生素、输液，使其肺越来越弱，年长后易导致患鼻炎，经久不愈。

一般来讲，鼻炎有遗传的倾向，即父母一方患有鼻炎，孩子患鼻炎的概率较大。这种脉就叫变异过程中的复合脉，鼻、肺、心。"观其脉证"，问诊后治疗，"一剂知，二剂已"，皆大欢喜。

肺弱还有一种情况，就是咳嗽。与慢性气管炎、哮喘、汗证等有关。一种是咳得猛烈，尤其是早上；另一种是比较轻微，咳时较长，缠绵不愈。

肺病于咳喘，寒多热少，小青龙汤加味为主；痰多阻塞，温胆汤、葶苈、礞石等，随之补脾、肾，可治断根。肺里有寒。若肺脉弱，不滑，无痰，而是有寒气，即"寒邪束肺"。这时要询问患者是否有汗，如肺闭不开，此人必不大出汗。

小青龙汤药剂中，有调和营卫的桂枝汤，还有祛肾邪之麻黄附子细辛汤。

医者治诸鼻病，要特别注意患者的右寸脉。此病症候群有复杂性，反映在脉象上，尤其是右寸。复方脉，有变异。常年咳嗽，都是气病。服过一轮药后，休息几天后再服一轮，可以连服三轮，不管咳不咳嗽，照服。

脉诊实践，得须持续、用心。多少万人没有相同脉象。之外，脉证必然相符，有时间差出现而已。

脉象有时间差，是脉诊预测之所以可能的生理与病理坚实基础与理由。一个人的脉象，以年、月、日、时、五运六气计，包括时间、空间、身体、意念、精神、思考、欲望、信息、环境条件等的种种变异，始终存在。有的脉象，变异以后，瞬间即复归原来脉象变异之前的平衡震荡范围之圆圈循环，这也是一种"来复"、一种"回归"。但脉象如以各种原因变异过久，即失却"来复""回归"的能力与态势，而得其转脉，变异即成为另外的常脉。其势、其功、其利、其弊、其变异，即成为新的"病脉"。

其实，无论其人已有"病脉"或"常脉"，其本质，仍然是"变异"。脉象的"变异"其实是真正的常脉，其所反映的变异，与当时、当地的场、动与势、与天、地、人及其间的关系，已在人的脉象变异之中。这是无所不在、无所不用的"系统三论"本质所决定之"道"。

健康的人之脉象"变异"，与时俱在，每天 24 小时，都在变；春、夏、秋、冬 4 季对脉象的影响始终存在。无论是平人还是患者，脉象绝无变异，其实是不存在的。其人"百毒不侵""百邪不干"，是愿景、梦想耳。

中华传统文化领域中，有不少有关的传说：佛家的达摩东来，面壁九年，终得传人；道家的张三峰，也是面壁九年，留有《张三峰》文集，传世至今，如后人能对照苏轼传世的《广成子集》、老子的《道德经》、佛家的《心经》《金刚经》等典籍来讨论研究，中华古贤最重要的生命科学研究和成果发明，应该是哲学层次上的物质与精神之融合、分离与转化，人类生命的时间、空间、身体与精神、智慧这个"四合一""四家村"的共存、融合、分离与转化，及唯物与唯心主义的共生、共存、分离与转化。

难道中华古人先贤采用一对抽象的符号，"阴"和"阳"的共生、共存、分离与转化，就不可能、不允许吗？把这种符号及其运动规律，当作研究领域里的假设与假说，可以吗？

有明显病脉的患者，经诊治服用对症中药或兼能处以经络、针灸以后，脉之变异必然明显、切实，"观其脉证"，其诸证亦随脉而变，丝毫不爽，反之亦然。

在多数情况下，脉象之变异经常略先于证候之变，少数情况下，则是证变先于脉异。更有少许脉证，同时、同步变异。

张仲景之"观其脉证"，仅四个字。"观"是个动词，却有"内观"、内证即"心神之诊"与医者目视、言询、思虑、推理等诸般内容。用现代词语来说就是"系统学联想"，相当于中华传统文化的"术数观"："……数之为十，推之可百；数之为千，推之可万……"其本质、其内涵、其数理，其实相通。

张仲景说："观其脉证，知犯何逆，随证治之。"这十二个字确切蕴含了信息、系统、控制三论的精粹。

虚则补之，实则泄之。不要相反，实实虚虚，就会犯错误。

《伤寒论》285 条言："少阴病脉细沉数，病为在里不可发汗。"此条无论少阴寒化或热化证，均可见此脉。其数脉之象，仲景未言但热无寒。历代医家各有所见，寒热参半，无一定论。

明代医家张景岳之《景岳全书》言："滑数洪数者多热，涩数细数者多寒，数脉有阴有阳。"提出沉细数之脉用温补命门之药。

18 世纪日本中医学家丹波元简之《脉学辑要》引薛慎斋言："人知数为热，不知沉细中见数为寒甚，真阴寒证，脉常有一息七八至者，但接之无力而数耳，宜深察之。"

近现代脉诊沿习，则凡年轻、体盛、病浅而见数脉之象，多实热，转归伤阴耗液后，多见虚数阴津亏损之脉，而年老、体衰、病久而见数脉，则多为心肾之阳气虚衰。阳气不固，薄流外越，鼓脉而数象出，此证则应慎辨，宜"四诊"合参，辨证施治，力求无妄。

模糊脉诊

李时珍曰："脉乃四诊之末……欲会其全，非备四诊不可。"这话，说得不错。虽然"四诊之末……"暗含疑意，"非备四诊"，总是中医大夫应该担起的责任和担子。即使把"四诊"算是"小技"，求其上，"神乎其技"罢，未必就是可望而不可及的境界。

浮脉、沉脉，是中医脉诊第一个阴阳脉对子："浮"，阳脉，"沉"，阴脉，相匹配、相对应。从脉的量度来看，各自分三度，强、中、弱，或重、中、轻，或极、中、不及……医者诊脉，各得其强，或重，或极，较易对比，较易辨别，那是一定的。

但是如果摸脉，却得阳脉，即浮脉之弱、之轻、之不及或微，同时又近于阴脉之弱、轻、不及或微，是否就得同一脉位、同一脉象却不容易诊为浮脉或沉脉呢？这就有了模糊，或曰：进入了模糊地势。脉火有之，病必有之。

以浮脉、沉脉为例，在非浮、非沉，而又似浮、似沉的模糊地段得其脉象，就可能有点不得已而为之，去认真探索、设定模糊脉诊之脉象界定。这种"不得已"，当然会伴随着难度，伴随着反复，伴随着研究，而且，模糊脉诊之所以能出现、能意识、能认真，除了"不得已"之外，还有其必然性。

数脉、迟脉、虚脉、实脉、滑脉、涩脉、弦脉、濡脉，连同"浮""沉"，是我建议的10种脉象，整齐、对应、配比……再加上其他脉象，彼此之间的"脉城中"，恐怕也必然有模糊脉诊的空间、时间等。

为什么说在中医脉学脉诊这个领域内，必然有模糊脉诊？对个人的、人类的生命观察：认知、对待其运动变异、过程、自在、自为的整体、内外、始终，必然有混沌、有模糊，不过，到底占其全生命过程的多少比例，那恐怕还是有其自在、自为的模糊地带与真实。有内必有外，有病必有脉，有物必有象，有能必有场……整体、运动、转化……还是自在、自为。

五脏六腑，阴阳五行，五运六气，天、地、人物……医者用传统中医脉学脉诊求得患者"亚健康"，甚至健康正常人的内外全信息（可以简称为"全息"）在无可计数的内外巨、细或相关联结或隔绝分离，在不同系统的交接、重叠、复合、渗透、转化的相联结或相高略时（空间与时间，从四维到十一维），必有混沌、模糊存在运动与变异。

对医者，从模糊脉诊中寻求不模糊、少模糊，以知其人或其部分之其性、其场、其能……那是另一层次、另一境界的功夫和技能。

古人提示：无论对什么事、什么人、什么境、什么遇，求诸己，向内，而不向外。向内，而不向外，方向是什么？道路是什么？是《道德经》上所指明的，是赤子，是婴儿状态，是返璞归真。"运用之妙，存乎一心"；道家讲说的"昏昏默默""玄妙之门"，对医者，模糊脉诊，其玄妙，也在转念之间。用几秒钟、用几分钟，都有可能。

医者诊脉，就要有其"定"。"定能生慧"，"慧"，才有意念的集束和疾速，才能依凭不模糊、少模糊的"定"，不管是物、知、境、象、群、能，还是别的什么，转化为疾速运动，渗透、覆盖、转化之"慧"，反观、笃行于所依凭之"定"，这就是我曾经写过的"由慧而定"，比"由定生慧"更难。

肝病，包括肝炎，有两个异常生化指标：谷丙转氨酶、谷草转氨酶，两个反映指标差不多：0~40为正常数值，超过40，为不正常，两个范围：正常与疾病。各自的数值不管多少，仅分为正常或不正常，这就是模糊。

肾功能衰竭，肾小管、肾小球被破坏，其生化指标：肌酐，110以内，属正常，高于110，表示患有疾病。400或500以上，多提示尿毒症，要"透析"，简称"血透""水透"。迄今的现代化西医对策，是"透析"，或换血，或腹膜水透析。肌酐尿素、肌酐有个范围，低于这个范围，正常；高于这个范围，肾功能减退、衰竭。各自有个范围，量化范围反映无病、有病，模糊，具体验血，有量化数字。表之于脉，这个双模糊的脉象，本身还存在一个模糊的范围。须得验血，得肌酐数值，定尿素氮数据，谓之"由定用慧"。在其后的几个疗程的治疗过程中，"由慧返定"。

模糊脉诊，是人体生命由内而外、而表、而脉的一种必然，却也是对医者循中医脉学脉诊所须得。

《濒湖脉学》中说："浮脉，举之有余，按之不足。如微风吹鸟背上毛。""如水漂木"形象，而无任何"量化"。"举"，就是"浮取"，"按之"就是沉取。"举之有余"即是轻轻按手指就感到较大的脉搏搏动，"按之不足"即是重重按下手指感觉不到脉搏搏动。"微风吹""水漂木"是描述语。

《濒湖脉学》中述"沉"，为"重手按至筋骨乃得"，轻取不应，重按乃得，与浮脉相反。手指要用力按（须大于 10.5 千帕）才能感到较大的脉搏搏动，而轻按是感觉不到的。具有这样属性的脉象就称为"沉脉"。"沉脉"属阴，主里，主脏，主水；浮脉主表，主腑，主风、寒、湿、热，痰在肺、在表。

《濒湖脉学》中述"迟脉，一息（一呼一吸）三至，去来极慢"。古代没有钟表，只好一呼一吸计算脉搏搏动次数。一呼一吸三次搏动即是"迟脉"。换算到现代钟表，可认为每分钟搏动少于 50 次的即是"迟脉"。

《濒湖脉学》中述"数脉，一息六至"。一呼一吸六次搏动即是"数脉"。换算到现代钟表，可认为每分钟搏动 90~120 次的即是"数脉"。

继承老中医经验是中医学术发展的关键。

书本上的知识，并不能完全指导临床实践。这是中医学术发展未能解决的重要问题。

自《内经》以来，迨医巫分野，随着文人治医的不断增多，中医人员的素质不断提高，大量儒医出现，提高了医生的基础文化水平。文人治医，繁荣了传统中医药学，促进了学术发展。

两汉后，在儒生墨客中逐渐形成以研究经学，弘扬经书和从经探讨古代圣贤思想规范的风气，后人称之为经学风气。

这种学风，对医学之影响自宋代始已十分显著，多少束缚了中医药学的发展，近人谢利恒曾指出："儒家所谓道统者，移之而用于医者，于是神农、黄帝犹儒家之二帝，仲景、元化犹儒家之有周公、孔子矣。于是言医者，必高语黄农，侈谈录素，舍是几不足与于知医之列矣。"一语道中了儒家尊经崇古之风给中医药学带来的影响。

肾是先天之本，为生命的源泉，只有肾气不绝，则生机尚存，故称之为根柢。在脉搏由于尺以候肾和沉以候肾，故根脉的形象，不论病情危重，他处脉搏不显，惟尺脉沉而和缓，六脉重按和缓，则为有根，病犹可救；反之，浮大散乱，重按则无，所谓"脉瞥瞥如羹上肥""脉萦萦如蜘蛛丝"等，皆为无根枯绝之象。常由肾败，心力衰竭，无力鼓动于脉，以致虚甚无根。

临床脉诊

人之有尺，犹树之有根，枝叶虽枯，根本未伤，病虽重笃，尚有生机，说明了临床每遇危重患者，寸关脉不见，惟独尺脉不绝，则不臻殒灭，尚可挽救。

王叔和在《脉经》中说："寸关虽无，尺犹不绝，如此之流，何忧殒灭。"这说明脉之有根，虽危无害，假如尺脉全无，则说明脉气已败，犹如树根腐烂，枝叶虽存亦危在旦夕了。

有些疾病，常因邪实壅阻下焦，或寒气闭结胞宫而致尺脉不出，此非根源枯绝的危候。正如张琪所说："尺部无脉，有的是脉绝欲无，有的是脉不出，不可误认脉不出为脉绝。如下焦邪实壅阻之证，多尺脉不见，不能骤然认为无根，迨邪气去则脉自出。在妇科中亦有寒气闭结胞宫，而尺部无脉者，寒邪得温化则脉自出。治疗不孕症，凡脉沉而尺部不见者，予温经汤温化寒湿，多能怀孕，而尺部亦随之而出。"所以对尺部无脉，应进行脉证合参，详察本源，才能始诊无错。

脉与证都是疾病反映于外的客观现象，"病生于内，则脉色必见于外"。

持脉作为洞悉症结、决疑辨危的依据，但因机体发生疾病是千变万化的，临床上每有证脉不一的特殊情况，必须脉证合参，方能起到"问病以知其外，察脉以知其内"，以求客观全面地了解病情，否则易于误诊。

明代徐春甫在《古今医统》中说："脉为医之关键，医不察脉，则无以别证，证不别则无以措治，医惟明脉，则诚良医，诊候不明，则为庸妄。"

《景岳全书》载："古人以切居望闻问之后，则于望闻问之间，已得其病情矣，不过再诊其脉，看病应与不应也。若病与脉应，则吉而易医，脉与病反，则凶而难治。夫《脉经》一书，拳拳示人以诊法，而开卷入首，便言观形察色，彼此参伍，以决死生，可望闻问切，医之不可缺一也……故专以切脉言病，必不能不臻于误也。"这就是告诫医者，必须脉证合参，四诊结合，先进行望、闻、问，找出初步线索，再持脉，进行综合、分析，才能得出正确结论。

《素问·阴阳应象大论》说："善诊者，察色按脉，先别阴阳，审清浊而知部分，视喘息、听声音而知所苦，观权衡规矩而知病所主，按尺寸、观浮沉滑涩而知病所生以治，无过以诊则不失矣。"所以，绝不要主观片面地从脉否证，或从证否脉，只看局部，忽略全体。

临床上有脉证从舍、脉证顺逆之分。在脉证不相符的情况下，其中可能有真伪，或证真而脉伪，或脉真而证伪，务须顾及脉证之间的时间差。

清代何梦瑶在《医碥》中指出："凡脉证不相合，必有一真一假，须细辨之。如外虽烦热，而脉见微弱者，必虚火也；腹虽胀满，而脉见微弱者，必胃虚也。虚火、虚胀，其堪攻乎？此宜从脉之真虚，不从证之假也。其有本无烦热而脉见洪数者，非火邪与；本无胀滞，而脉见弦强者，非内实也。无热无胀，其堪泻乎？此宜从证之真虚，不从脉之假实也。如寒邪内伤，或食停气滞，而心腹忽痛，以致脉道沉伏，或促或结，此以邪闭经络而然。既有痛胀等实证可据，则脉之虚乃假虚，当从证不从脉。又若伤寒四肢厥逆、寒战，而脉见数滑，此由内热格阴。何以知之？以病由传经渐致，并非直中阴经，从无热证转寒之理，既有数滑之脉可据，则外证之虚为假虚，亦从脉不从证也。"

舍脉从证，明代李中梓在《医宗必读》中指出："脉浮为表，治宜汗之，此其常也，而亦有宜下者焉。仲景云：若脉浮大，心下硬，有热，属脏者攻之，不令发汗是也。脉沉为里，治宜下之，此其常也。而亦有宜汗者焉。少阴病，始得之，反发热，而脉沉者，麻黄附子细辛汤微汗之是也。脉促为阳，常用葛根芩连清之矣。若脉促厥冷为虚脱，非灸非温不可，此又非促为阳盛之脉也。脉迟为寒，常用干姜、附子温之矣。若阳明脉迟，不恶寒，身体汗出，则用大承气，此又非迟为阴寒之脉矣。"这四者皆是证真脉伪，故从证不从脉。

合证从脉，《医宗必读》指出："表证汗之，此其常也。仲景云：病发热头痛，脉反沉，身体疼痛，当救其里，用四逆汤，此从脉之沉也。里证下之，此其常也。日晡发热者，属阳明。脉浮虚者宜发汗，用桂枝汤，此从脉之浮也。结胸证俱，常以大、小陷胸下之矣，脉浮大者不可下，下之则死，是宜从脉而治其表也。身疼痛者，常以桂枝、麻黄解之矣，然尺中迟者不可汗，以营血不足故也，是宜从脉而调其营。"这四者皆是证伪脉真，故从脉不从证。如患发热恶寒、头痛的表证，法当解表，以驱其邪，但脉沉，这是正气不足、里虚之故，若再发汗则里更虚，故从脉而舍证。如曾岳阉治某患者，头痛甚剧，初时脉浮数，曾服清风散、白虎汤，无效，改用清震汤，也不见好，细察脉微细，便不从证候，仅凭他是虚脉，用桂附八味治疗，附子加量。此病是真火上潜头顶，服后头痛止。这是"病在上，求之下"的治疗方法，壮命门之火，即所谓求之下。这是舍证从脉的例证。

脉证相应，表证见浮脉，里证见沉脉，这是脉证相宜；反之，表证见沉脉，里证见浮脉，这是脉证相失。前者为顺脉，后者为逆脉。

《景岳全书》载："凡内出不足之证，忌见阳脉，如浮、洪、数之类是也；外入有余之证，忌见阴脉，如沉、细、微、弱之类是也。如此之脉，最不易治。""凡暴病脉来浮洪数实者为顺，久病脉来微缓软弱者为顺。若新病而脉沉微细弱，久病而脉浮洪数实者，皆为逆也。凡脉证贵乎相合，设若证有余而脉不足，脉有余而证不足，轻者亦必延绵，重者即危亡之兆。"